智慧先锋·健康人生丛书

自己做自己的营养顾问

主　编：李　洁

编　者：（以姓氏笔画为序）

任晓红　李　良　李　洁　李淳朴

杨佩薇　杨春明　宋　刚　张文艳

张来兴　张慧丽　陈方莹　陈鹤鲲

顾新颖　徐丽华　郭红霞　薛翠玲

霍立荣　霍秀兰

中国协和医科大学出版社

U0219009

图书在版编目（CIP）数据

自己做自己的营养顾问／李洁主编. —北京：中国协和医科大学出版社，2016.1

（智慧先锋·健康人生丛书）

ISBN 978-7-5679-0495-8

Ⅰ．①自…　Ⅱ．①李…　Ⅲ．①营养学-通俗读物　Ⅳ．①R151-49

中国版本图书馆 CIP 数据核字（2016）第 010336 号

智慧先锋·健康人生丛书

自己做自己的营养顾问

主　　编：李　洁
责任编辑：许进力　武先锋

出版发行：中国协和医科大学出版社
　　　　　（北京东单三条九号　邮编 100730　电话 65260378）
网　　址：www.pumcp.com
经　　销：新华书店总店北京发行所
印　　刷：北京佳艺恒彩印刷有限公司

开　　本：710×1000　　1/16 开
印　　张：13
字　　数：150 千字
版　　次：2016 年 7 月第 1 版　　2016 年 7 月第 1 次印刷
印　　数：1—3000
定　　价：30.00 元

ISBN 978-7-5679-0495-8

前　言

随着社会的快速发展，人们生活水平的不断提高，在生活压力、生存环境等因素的影响下，人们的健康受到前所未有的挑战。在生活中，我们常常看到各种"都市病"如："三高"、心脏病、"亚健康"等，这些慢性病症逐渐侵蚀着我们的身体和家庭，让我们的生活大打折扣。

人类为了维持生命与健康，必须每天从食物中获取人体所必需的各种营养物质。营养对人体健康起着重要的作用。我们都想健康地生活，但往往都把恢复健康的主动权交给了医生而忽视了营养。多数人认为身体没病就是健康，有了病就去吃药，千百年来，人们都对药物有着不可替代的依赖感。其实我们想要健康，就要注重日常的保养，生活要有规律，更要注重饮食搭配、营养均衡！所谓营养均衡，就是要配制合理的饮食，选择多样化的食物，使所含营养素齐全，比例适当，以满足人体需要。营养缺乏则不能满足机体生理活动的需要，营养过多也会引起机体异常改变，或体内积聚过多，或干扰其他营养物质的利用。人处在不同的年龄段，对营养的需求也是不一样的，合理的营养可使人变得精力充沛，从而提高工作效率，延缓衰老、延年益寿。

在国外，营养顾问是健康队伍中不可或缺的成员，他们会针对每个人的身体状况给出营养方案，甚至包括体检报告分析、四季饮食方案、健康提醒等。从某种程度上说，营养顾问就是人体健康的守护者。但是，找一个专业的营养顾问，对国人来说却是件非常不现实的事情。一方面，虽然近年来我们的生活水平已经有很大提高，但还远远没有达到为自己聘请专门的营养顾问的阶段；另一方面，我国食品行业的相关法律法规的不完善，也给营养顾问行业造成了很多阻碍，所以我国从事营养顾问工作的人还寥寥无几，对于多数人来说，都是没有机会接触的。尽管如此，并不意味着人们面对自身的营养问题就束手无策，每个人都可以在认清自己所需的基础上，合理搭配自己的营养、饮食结构，成为自己的营养顾问。

合理营养就要使膳食营养满足机体需求，保证机体各种生理活动正常运行。俗话说"民以食为天"，人们的每天生活都离不开一日三餐。这三餐怎样才能吃得健康、吃得营养均衡，成为人们健康最有力的保障呢？

本书会帮你分析食物中的各种营养素在人体中的作用、搭配禁忌、缺失时的症状，以及该如何进补；日常生活中为什么你没有充分得到营养，在选用食物时，如何搭配才更有营养以及食物间有何禁忌；并通过对不同年龄段的分析，让你更明确，你该如何从食物中找到营养，如何对身体进补才会变得更健康。我们还会很细致地为你提供健康食谱以及食物营养含量的情况。本书通过平实简单的语言来讲述奇妙的营养知识，帮你认清自己健康的状态，进而找到偷走你体内营养的罪魁祸首，再根据身体缺失的营养素进补，在调节好自己的膳食以及生活习惯的基础上，渐渐地养成均衡营养饮食结构的习惯。本书将帮你成为生活中自己的营养师，从而少看病，少吃药，减少发病的概率，远离"都市病"，生活质量越来越高，享受真正的生活！

健康并不难，关键看你怎么做。从现在开始，就做自己的营养顾问！因为除了你自己，没有人比你更了解你的身体！我们也衷心地希望健康与你常伴！

参加本书编写的人员有：李淳朴、李洁、李良、郭红霞、霍秀兰、霍立荣、杨春明、张来兴、陈鹤鲲、顾新颖、陈方莹、薛翠玲、杨佩薇、宋刚、任晓红、张慧丽、徐丽华、张文艳等。特此感谢！

编　者

目 录

第 一 章
老生不常谈——当生命必需的
营养面临失衡

水——一起看看你的身体有多渴

水在人体中起着重要的作用，作为运输媒介，它直接或间接地将氧气和各种营养素带给人体各个组织器官，并通过汗液、大小便、呼吸等途径将人体内的新陈代谢物质排出。水也是人体的润滑剂，有着调节人体酸碱平衡和调节人体体温的重要作用。

人体内的水，既不能少，也不能多，应保持相对平衡。成人每天排出的水分，平均为2500毫升，因此人们每天必须补充相对数量的水分，要克服不渴就不喝水的不良习惯。如果身体缺水，将会影响身体健康，容易患以下疾病。

便秘

如果饮食中的水分不够，再加上日常的卫生习惯不够好，就容易使大便的水分于大肠部分再回收，而致粪便干硬不易排出，是常见的便秘原因之一。

大脑萎缩

缺水第一个受影响的是人脑，人脑部有85%是水，水分太少，会让人感到疲劳，反应迟钝。尤其是青少年，在缺水的状态下会出现大脑萎缩现象，如果是长期或严重脱水，就会损伤认知能力。

尿道感染

尿液是人体的"垃圾"，它能够带走尿素、尿酸等多种"毒素"，也能帮助冲刷泌尿道，防止尿路感染和尿路结石。如果喝水太少，没有足够的尿液及时将细菌带走，就会增加尿路感染的风险。

营养补充

从营养学上看，维持人体生命的主要营养素有水分、蛋白质、脂肪、碳水化合物、维生素、矿物质、纤维素和核酸等。水分占人体体重的65%以上，脑组织大约含水分85%，血液含水高达90%。因此，水是维持人体生命的极其重要的营养素。

我们每天水的需要量也就是每天由身体所排出的量，以维持平衡。我们的身体每天会从不同的途径排出水分，如：尿液1000~1500毫升，粪便100~200毫升，呼吸250~400毫升，没有感觉的体表蒸发400~600毫升，而流汗甚至可多达1000毫升。一般而言，成人每吃入一大卡的热量约需一毫升的水，一天至少需1500毫升的水；而婴孩每吃入一大卡的食物，需伴随摄入1.5毫升的水。开水、饮料、汤和食物中所含的水分，可一并算入。

另外，喝水的最佳时间有以下四个。

（1）早晨起床后饮水，补充一夜之间的水消耗；

（2）上午10时左右饮水，可补充流汗及尿液排出的水分；

（3）下午3时左右饮水，再度补充体内排出的水分，也使体内囤积的废物顺利排出，防止人体酸性化。

（4）晚上8时左右，睡前饮水，是饮水最佳时间，因睡眠时血液浓度增高，睡前饮水可以冲淡血液，加速血液循环。

 脂肪——吃还是不吃，是个难题

脂肪分为甘油和脂肪酸两类，是人体必需的重要营养素之一，与蛋白质、碳水化合物合称为"能量的三大营养素"。一般而言，甘油能给我们提供能量，脂肪酸则能维持我们生命的所需，是人体代谢不可缺少的。脂肪对于我们身体，主要有以下四个作用。

提供和储存持久的能量

脂类是油、脂肪、类脂的总称。人每天进食很多碳水化合物，但储存在体内的只有2%，大部分的能量是转化为脂肪储存下来的。这是人类从原始时代保留下来的保护能力。原始人没有稳定的食物来源，经常是今天吃了，明天可能就饿着，所以身体要有储存能量的功能。

防寒

脂肪在人体内氧化后变成二氧化碳和水，释放出热量。脂肪所产生的热量约为等量的蛋白质或碳水化合物的2.2倍，由此可见脂肪是身体内热量的重要来源。北极熊在零下几十度的地方都不用穿衣服，原因就是它的皮肤底层有一层很厚的脂肪，故有"天然的棉袄"的称号。

保护内脏器官免受碰撞，并防止其震动

人体内的脂肪，用于保护我们的骨骼不易被碰撞，所以一般骨头容易折断的人都是偏瘦的人。

改善食物味感，增加饱腹感

单单吃碳水化合物容易饿，加点脂肪，消化的时间就会增长，所以脂肪能令我们很快产生过饱或过腻的感觉。大家喝过纯牛奶和脱脂牛奶就知道，纯牛奶要比脱脂牛奶好喝，原因就是脱脂牛奶是将牛奶中的脂肪抽出来了一部分而制成的。

营养补充

脂肪在食物中的存在很普遍，因此较容易摄取。除食用油脂含约100%的脂肪外，含脂肪丰富的食品为动物性食物和坚果类。动物性食物以畜肉类含脂肪最丰富，且多为饱和脂肪酸；禽肉一般含脂肪量较低，多数在10%以下；鱼类脂肪含量基本在10%以下，多数在5%左右，且其脂肪含不饱和脂肪酸多；蛋类以蛋黄含脂肪最高，约为30%，但全蛋仅为10%左右，其组成以单不饱和脂肪酸为多；除动物

性食物外，植物性食物中以坚果类含脂肪量最高，最高可达50％，不过其脂肪组成多以亚油酸为主，是多不饱和脂肪酸的重要来源。

但是，过多摄取脂肪容易导致肥胖，身体的负荷也将加大，因此人们害怕摄取过多脂肪。其实，只要讲究方法，适当摄取脂肪对身体有很大益处。

减少高GI食品的摄入

GI就是血糖生成指数，即摄取的食物在体内转化成"糖"的比例。GI指数越高，使血糖转化成脂肪的速度就越快。改变饮食结构，多选用豆类、蔬菜和水果作为食品可以减少脂肪的生成。

适量摄取脂肪

饱和脂肪酸富含于动物脂肪中，如猪油、奶油、黄油、乳酪等，它们会增加血液中的胆固醇，引起心脏病、高血压等疾病，并加快癌细胞生长。但人并不能完全拒绝肉类脂肪，每日摄取量控制在21克以内。

远离油炸、煎炸类食品

人造油及各种油炸食品含有大量"可转移脂肪"，是对心脏最为有害的一种脂肪，容易导致乳腺癌，所以平时要少吃油炸、煎炸类食品。

蛋白质——当生命的载体自顾不暇

蛋白质是生命的物质基础，是与生命及与各种形式的生命活动紧密联系在一起的物质。机体中的每一个细胞和所有重要组成部分都有蛋白质参与，蛋白质占人体重量的16.3％。一个人长时间处于蛋白质摄入不足状态，正常的代谢和生长发育就会受到影响，轻者会引发疾病，重者甚至可以导致死亡。蛋白质摄入不足易导致人体出现以下症状：

身体瘦弱易疲劳

当人体内的蛋白质充足，肌肉收缩有力，而且维生素 B 族充足，能量转换比较畅通，整个人就会精力充沛。但如果体内缺乏蛋白质，人就会走路没劲，很容易疲劳，甚至挺不起腰。蛋白质不够，肌肉就长不起来，从而无法把骨头拉伸起来。

身体抵抗力弱

人体内的大多数免疫物质和组织器官的自然屏障都是由蛋白质和氨基酸构成。在最容易受损伤的肺和小肠的表面，连续分泌的黏液糖蛋白可以发挥重要的屏障功能，这对于预防致病微生物入侵至关重要。蛋白质及氨基酸还可以通过其他机制调节机体的免疫能力，维持机体的免疫保护作用。如果蛋白质和氨基酸摄入不足，会影响组织修复，使皮肤和黏膜的局部免疫力下降，容易造成病原菌的繁殖和扩散，降低抗感染能力。

贫血、血压低

贫血通常需要补充蛋白质、铁和维生素 B 族。贫血的人通常血压较低。因为心脏将血液供应到全身，血液经过血管对周边有一个压力，如果血管很硬没有弹性，血压就会高；相反，如果血管很松弛，血压就低。通常缺蛋白质，血管就会松弛，血液供到全身的力量就不够，供到大脑的血液不够就产生头晕。所以对于血压低的人，应该多补充蛋白质、维生素 B 族，并要多做运动。

头发枯黄

头发是皮肤角质层的延长。身体缺乏蛋白质会导致头发枯黄、分叉，如果一个人蛋白质充足，头发长得特别快、手指甲也长得快，即体现着人体新陈代谢正常、身体健康。正常的脱发为每天 50 根左右，严重脱发除与遗传因素有关，也是因蛋白质缺乏所致，而补充充足的优质蛋白质和维生素 B 族会非常有助于改善这一症状。

水肿

当能量摄取不够时，身体就会燃烧蛋白质作为能量的来源，血液中的血浆蛋白就会减少。血浆蛋白的作用之一是维持血浆胶体渗透压，使身体不需要的废物、液体再度回到循环系统，然后经肾脏，随着尿液排出体外。当血液中血浆蛋白的量减少时，就会使人体组织内不需要的液体和代谢产生的废物无法顺利回到血液中，而储积在体内，导致水肿。

营养补充

蛋白质对成年人来说，主要是维护健康和生命，而对儿童来说还要保持正常的生长发育，妊娠和哺乳期的妇女在正常需要的基础上应有所增加，而老年人消化功能逐渐衰退，对蛋白质的需要除在量上高于成年人，还要在质上有所提高。

富含蛋白质的食物种类多样，其中，含蛋白质数量丰富、质量良好的食物有肉类，包括畜、禽、鱼类，其蛋白质含量一般为10%～20%；奶类，鲜奶1.5%～4%，奶粉25%～27%；蛋类12%～14%；干豆类20%～24%，其中大豆中蛋白质含量最高可达35%；坚果类，如花生、核桃、葵花籽、含蛋白质15%～25%；谷类6%～10%；薯类2%～3%。

我国以谷类为主食，目前我国人民膳食中来自谷类的蛋白质仍然占相当的比例，为每日每千克体重1.0克～1.2克。动物性食品和大豆供给的蛋白质为摄入蛋白质总量的20%左右。一般成人蛋白质供热量占膳食总热量10%～12%较为合适，儿童、青少年则以12%～14%为宜。就此情况，可考虑在粮食的基础上加上一定量的动物蛋白质和豆类蛋白质，如每日摄入的蛋白质在数量上达到供给量标准，其中有30%以上来源于动物蛋白质和豆类，能很好地满足营养需要。

 ## 矿物质——补充不能盲目

矿物质是人体内无机物的总称。矿物质和维生素一样，是人体必需的元素。人体必需的矿物质有钙、磷、钾、钠、氯等需要量较多的宏量元素，以及铁、锌、铜、锰、钴、钼、硒、碘、铬等需要量少的微量元素。无论哪种元素，都是非常少量的，每天的摄取量也是基本确定的，但矿物质自身无法产生、合成，而且随年龄、性别、身体状况、环境、工作状况等因素变化有所不同。在补充矿物质的时候，我们应该注意以下三点。

切忌过量进补

矿物质是微量元素，所以在人体中含量很少，生理需要量也很少。大多数微量元素的安全范围相对来说都比较窄，人体摄入过多或过少均可能引起一定的不良反应或致命的效应。摄取微量元素时，我们必须了解其作用特性、剂量范围和毒副作用等情况。

机体是多因素间互相制约、协调的平衡体。微量元素间的相互影响也是如此，彼消此长，如果盲目进补，可能会引起一些不良后果。如人体缺铁可引起贫血、免疫功能降低，影响生长发育，适当补充一定量的铁有利于治疗这些疾病；但是，如果补铁过多，则会对胰腺、性腺等产生不良影响。再如，缺硒可引起心血管病、关节炎、婴儿猝死综合征、白内障、糖尿病性视网膜病、癌症等，补充适量的硒是有益的；然而，补硒过量则可引起神经系统损伤、心肾功能障碍等。

注意有针对性的补充

婴幼儿、青少年及孕妇等由于机体在短时间变化快，所需各种微量元素较多，容易产生某些微量元素或宏量元素的缺乏而影响生长发育或引起某些疾病，及时、适当地补充易缺乏的元素，无疑是有好处的。老年人由于各种生理功能的衰退，尤其是胃肠吸收功能的降低导致许多微量元素的缺乏，也需要有针对性地给予补充。

营养补充

营养补充剂并不是一个好的替代品，因为它们不能复制出天然食品（如水果，蔬菜和全麦食物）中所有的营养物质。天然有机食品是矿物质的最好来源，能提供更丰富的营养。天然有机食品含有很多身体所必需的微量营养素，而且含有数千种可能对我们身体健康非常重要的营养物质，天然有机食品还能提供膳食纤维。膳食纤维有助于预防某些疾病，如糖尿病，心脏病和便秘。

另外，天然有机食品含有大家普遍认为有益于健康的重要保护物质。例如水果和蔬菜就含有助于预防癌症，心脏病，糖尿病和高血压的植物营养素。很多天然有机食品也是各种抗氧化剂的很好来源。抗氧化剂能够减缓氧化，以保护细胞和组织免受损伤。所以服用矿物质营养补充剂是无法代替天然有机食品的。

维生素——是毒还是药？

维生素是维持生物有机体正常功能的基本要素，是人们须臾不可离开的物质。维生素既有维持生命和新陈代谢的功能，还可以延缓衰老，降低胆固醇，有助于减肥、排出体内毒素，预防慢性疾病，甚至还能预防癌症。虽然维生素可以"维生"，但补多了或者补错了，也是有很大副作用的。

对于因生活不规律而产生各种症状的上班族来说，适当地补充维生素是十分必要的。问题只在于如何了解自己的身体是不是缺少维生素，该补何种维生素、补多少，以及知晓服用维生素的一些禁忌等等。当你打开小药瓶，准备补充维生素时，切莫忘了一句话，"是药三分毒"。维生素并非万能的"补药"，在吞下那些彩色的小药片之前，应该先对自己对维生素的需求做些了解。

补充维生素最好的方法是通过改变日常饮食习惯、合理安排膳食结构，以食物来汲取自己所需要的维生素。这样做，身体才能更健康。

营养补充

补充维生素须知？

通常来讲，只要食物结构达到平衡，人们就可以从食物中获得充分的维生素，不必额外补充。问题是达到这种平衡并不很容易，所以维生素缺乏也并不少见。例如偏食的儿童，不吃早餐的人，饮食不规律的成年人、减肥者，素食者，营养需要大增的孕妇、患病者，饮食受限的老年人，食物过精过细的人，从不关心食谱的人，经常晚上工作或经常在高温、高热、寒冷等情况下工作的人，以及脑力工作非常紧张的人等等。此时补充适当剂量的维生素是有益的。过度疲劳的身体也需要更多的维生素，所以，补充维生素对现代人保持健康还是值得推荐的一种方式。

补充维生素的前提是把正常的三餐饮食吃好，在这个基础之上按照医生的指导，以正规的剂量来补充维生素。儿童不要补维生素，不要养成补充维生素的习惯。儿童的体内消耗和成人完全不一样，所以可以通过饮食来补充维生素，正常吃好三餐即可。

为何需额外补充维生素？

因为现在各种的烹调方法和食物的储存方法都有可能导致维生素损失，而且损失量很大。损失情况低的可以到百分之三四十，高的甚至到百分之九十多。例如维生素C是水溶性的成分，容易在冲洗时丢失；维生素C怕高温，烹调时温度过高或加热时间过长，会大量破坏维生素C。维生素C易被空气中的氧气氧化，蔬菜、水果存放的时间越长，维生素C受到损失就越大。所以理论上吃进了一些蔬菜、水果，但实际上维生素的补充是不够的。

医生建议在国家规定的安全范围内补充维生素和微量元素是必要的。再加上很多人的工作压力和生活节奏跟以前也不一样，精神紧张、劳动负荷重也会造成维生素的损失。现在的人们很难做到真正的饮食平衡，偏食、食物吃得不全面、常吃快餐等都会缺乏维生素，所以单靠饮食补充维生素恐怕是不行的。

糖——拒绝摄糖，就万事大吉了？

糖类主要由 C、H 和 O（碳、氢、氧）三种元素组成，属于碳水化合物。糖类包括蔗糖（红糖、白糖、砂糖）、葡萄糖、果糖、半乳糖、乳糖、麦芽糖、淀粉、糊精和糖原等。在这些糖中，除了葡萄糖、果糖和半乳糖能被人体直接吸收外，其余的糖都要在体内转化为葡萄糖后，才能被吸收利用。

食糖是一种纯天然的味美而价廉的营养食品，是人体重要的能量输入性能源，能供应人体所需的能量，恢复体力、解除疲劳。适当进食糖有助于健康与长寿。但是，摄取糖分过多，会给身体造成很多不利影响。

造成营养失调

每 1 克糖在体内产生 4 千卡热量，所以我们吃糖后不会感到饥饿，反而会觉得食欲下降，从而造成其他营养如矿物质、微量元素、膳食纤维等的缺乏。

影响骨骼生长

糖是不含钙的酸性食品，吃糖过多，人体就会变成中性或弱酸性，消耗过多钙质，导致人体缺钙，骨质疏松，严重的甚至还会引起佝偻病。

损害牙齿

如果我们吃糖过多又不及时漱口，其所含的乳酸菌会使口腔里的酸度增加，为乳酸杆菌的繁殖生长创造条件，容易造成牙齿脱钙、溶解，形成龋齿。

造成腹泻

食糖过多，糖会在人体内发酵过盛，过分刺激胃肠蠕动，可能会引起腹泻。

引起肥胖

过量吃糖会使人体摄入过多的能量，能量转化为脂肪蓄积在体内导致体重超过正常范围，增加了患冠心病、糖尿病等疾病的发生。

削弱免疫力

甜食对免疫力有很大的危害。另外，经常食糖会使正常的弱碱性体质变成酸性体质，而酸性体质是各种疾病产生的温床，易使孩子感染疮、疖、扁桃体炎等疾病。

营养补充

糖的来源很广泛，各种粮食、根茎类食物都含有大量的淀粉和少量的单糖、双糖；食糖中的蔗糖和麦芽糖也是机体需用糖的重要来源；蔬菜和水果除含有少量单糖外，还是纤维素和果胶的主要来源。在摄取糖分的时候，应该注意以下几个方面。

空腹不宜吃糖。否则易让人体产生暂时性高糖，对人体健康不利。但是，如果人体处于低血糖，空腹吃糖不仅有益于身体健康，而且还是一种有效的急救手段。

口香糖和槟榔不可长吃。持续咀嚼口香糖，容易引起舌尖部的表皮血管破裂，牙齿珐琅也会受到不同程度的损害。槟榔吃得太多，还可能造成口腔黏膜下纤维性病变。

蔗糖对肝病患者有提高肝的解毒能力、促进肝细胞恢复、保护肝脏的作用。食物中毒者在没有得到医生救治时，可立即服用大量的白糖水，起到解毒保肝的作用；如果不慎轻度烫伤、擦伤、创口出血，在没有医疗的条件下，可将伤口清洗后，用蔗糖敷在伤口上，能抑制细菌的繁殖、止血消炎，有助于伤口愈合。

炎热夏天多吃糖。夏天天气闷热，很多人都会有中暑的可能。一旦中暑可以立即喝一些糖水，可大大减轻病情。红糖姜水不但对于感冒、伤风有一定的治疗作用，而且还有益气、补血的作用，是产妇的必备佳品。

膳食纤维——纤维虽有益，过食犹不及

膳食中的纤维摄入量高与某些慢性病（如心血管病和大肠癌）的发病率低有关，因此对膳食纤维的研究开始引起人们的重视，把它称为第七类营养素。膳食纤维主要有以下九大功效。

防治便秘

膳食纤维体积大，可促进肠蠕动、减少食物在肠道中停留时间，其中的水分不容易被吸收。另一方面，膳食纤维在大肠内经细菌发酵，直接吸收纤维中的水分，使大便变软，产生通便作用。

利于减肥

肥胖大都与食物中热能摄入增加或体力活动减少有关。提高膳食中膳食纤维的含量，可使摄入的热能减少，在肠道内营养的消化吸收也下降，最终使体内脂肪消耗而起到减肥作用。

预防结肠和直肠癌

这两种癌的发生主要与致癌物质在肠道内停留时间长，和肠壁长期接触有关。增加膳食中膳食纤维含量，使致癌物质浓度相对降低，加上膳食纤维有刺激肠蠕动的作用，致癌物质与肠壁接触时间大大缩短。如果饮食长期以高动物蛋白为主，再加上摄入纤维素不足，容易导致这两种癌的形成。

防治痔疮

痔疮的发生是由于大便秘结导致血液长期阻滞与淤积所引起的。膳食纤维的通便作用可降低肛门周围的压力，使血流通畅，从而起到防治痔疮的作用。

降低血脂，预防冠心病

膳食纤维中有些成分，如：果胶可结合胆固醇，木质素可结合胆酸，使其直接从粪便中排出，从而消耗体内的胆固醇来补充胆汁中被

消耗的胆固醇，由此降低了体内胆固醇的含量，起到预防冠心病的作用。

改善糖尿病症状

膳食纤维中的果胶可延长食物在肠内的停留时间、降低葡萄糖的吸收速度，使进餐后血糖不会急剧上升，有利于糖尿病病情的改善。每日在膳食中加入 26 克食用玉米麸（含纤维91.2%）或大豆壳（含纤维86.7%），28~30 天后，机体的糖耐量有明显改善。因此，糖尿病膳食中长期增加食物纤维，可降低胰岛素需要量。

改善口腔及牙齿功能

现代人由于食物越来越精，越柔软，使用口腔肌肉、牙齿的机会越来越少，因此，牙齿脱落，龋齿出现的情况越来越多。增加膳食中的纤维素，自然增加了使用口腔肌肉、牙齿咀嚼的机会，长期下去，会使口腔得到保健，牙齿功能得以改善。

防治胆结石

胆结石的形成与胆汁胆固醇含量过高有关。膳食纤维可结合胆固醇，促进胆汁的分泌、循环，因而可预防胆结石的形成。

预防妇女乳腺癌

流行病学发现，乳腺癌的发生与膳食中高脂肪、高糖、高肉类及低膳食纤维摄入有关。因为体内过多的脂肪促进某些激素的合成增加，形成激素之间的不平衡，使乳房内激素水平上升最终导致乳腺癌。

营养补充

我们每天的饮食，至少需含有 6 克的粗纤维，即膳食纤维 20 克。我们可由全谷类、全麦面包及新鲜蔬菜、水果的摄取来增加饮食中的纤维量。一般食用的豆腐，经肠胃消化酶作用后，也可产生很多的膳食纤维。另外，进口的早餐麦片中，有些产品含非常丰富的纤维。

膳食纤维虽然有益，也不能过量补充。突然大量增加饮食纤维量，有时会有腹胀、腹痛，甚至腹泻等现象，应以渐进方式增加饮食纤维为宜。某些疾病患者需注意纤维摄取量：当结肠患有痉挛性的便秘时，过量的纤维反而会造成伤害；憩室炎患者需暂时减少饮食中纤维的摄取量；曾患有小肠梗阻者，必须停止摄取过量纤维，高量饮食纤维有时会导致肠梗阻。

过多的食物纤维可能会影响钙、铁和一些纤维素的吸收，但如果适量摄入则利多弊少。只要我们粗细杂粮搭配合理、多食些蔬菜水果，食物纤维素会为您的健康长寿显奇功。

第二章
处于"饥饿"状态的现代人

生理饥饿 vs 隐性饥饿

以前，人们产生饥饿感是因为食不果腹；如今，人们生活水平日益提高，却又面临营养失衡导致"隐性饥饿"。如果生理饥饿还是隐性饥饿难以分清，人们很容易盲目的进食，并受到肥胖等问题的困扰。

现在人们真正因饥饿而食的机会很少，很多情况下是处于"心理饥饿"，如容易被看得见的一些美食诱惑；也会很随意性的吃东西；处在各种情绪中时，人们也会产生食欲。这都是不好的现象，我们应该训练好自己，养成只有在饿时才吃东西的习惯。

对抗隐性饥饿，我们首先要学会听懂饥饿暗号，要重新区分出心理饥饿和生理饥饿的不同，还应该养成健康的饮食习惯，留意及听从胃的饥饿信号，以达到和维持健康的体重，降低患各种慢性病的风险。而且，人在真正生理饥饿的时候才吃东西是最愉快的。摒弃不良的饮食习惯，当身体真正发出饥饿信号时，我们再尽情享用美餐，应该是不错的选择。

营养课堂

这么多因素干扰我们的饥饿暗示，我们如何才能回到婴儿时代，读懂胃的私语呢？下面是一个划分饥饿等级的有效工具，利用它控制你的强迫性心理饥饿吧!

表 2-1　生理饥饿等级划分

过饱	10 = 肚子塞满了东西，有恶心的感觉
	9 = 饱得很不舒服，需要放松腰带
	8 = 饱得不舒服，觉得已经吃不下了
	7 = 很饱，觉得吃多了点
	6 = 饱得舒适、满足
适中	5 = 适中，不饿也不饱
	4 = 饿的初步信号
	3 = 饿，准备吃东西
	2 = 很饿，无法集中注意力
饥饿	1 = 饿得发晕

表 2-1 能帮助你更加了解胃的需求。你应该在接收到饿的初步信号时（程度 4）开始吃东西，感到饱得舒适、满足的时候（程度 6）停下来。对照表 2-1，你可以认识自己过量饮食的原因，然后知道如何改善自己的吃东西习惯，让自己变得更健康。

 ## 现代化的生活，营养失衡的罪魁祸首

在现代社会，生存条件大大改善，吃的食物营养丰富，居住条件冬暖夏凉，行以车代步，繁重的体力劳动由机器取代。物质文明的发展也成为高脂血症、高血糖、高血压、心脑血管病产生的重要原因。因此，从某种意义上说现代化的生活是营养失衡的罪魁祸首。

营养失去平衡可导致营养不良。营养不良是指由于一种或一种以上营养素的缺乏或过剩所造成的机体健康异常或疾病状态。营养不良包括两种表现，即营养缺乏和营养过剩。

营养缺乏病：是由于人体摄入营养素不足而在临床上引起各种表现的疾病，属于严重的营养不良表现。目前世界上流行四大营养缺乏病是：蛋白质-能量营养不良、碘缺乏病、维生素 A 缺乏病、缺铁性贫血。其他常见营养缺乏病还有维生素 C 缺乏引起的坏血病，钙、维生素 D 缺乏引起的佝偻病，维生素 B_1 缺乏引起的脚气病。

营养过剩性疾病：是指人体摄入的能量远远超过人体消耗所需要的量，从而导致这些能量以脂肪的形式在人体的皮下组织、内脏器官周围以及腹部网膜，这种能量的储备就是一种营养过剩的现象。营养过剩的出现不利于人体健康，相反还会带来很多副作用，

可能引发多种疾病与并发症。如肥胖症、冠心病、高血脂、糖尿病等。一些营养素摄入不合理还与一些肿瘤的发病有关，如脂肪摄入过多与结肠癌、乳腺癌。此外，维生素 A、D 摄入过多，可造成维生素 A、D 中毒。这些由营养过剩直接或者间接导致的疾病都可以被归为营养过剩疾病。

营养课堂

出现以下信号，往往就是营养不平衡的预警：

头发色浅

头发色泽变浅、变淡是维生素 B_{12} 偏低的信号。缺乏维生素 B_{12}，机体内红细胞的生成会出现障碍，不利于头皮的供血。

干发脱发

头发干燥，出现脱发、发丝易缠卷或拔头发时无痛感，说明机体缺乏维生素 C 和铁质。

鼻旁脱皮

若鼻子两边发红、油腻光亮、常脱皮，说明体内缺锌。缺锌会引起食欲不振和新陈代谢障碍。

鼻出血

鼻子经常流血，除了疾病原因外，最常见的是维生素 C 或维生素

K 缺乏。

唇部开裂蜕皮

是 B 族维生素及维生素 C 缺乏的表现，可以通过多吃蔬菜瓜果或服维生素制剂来补充。

口角长期干裂发红

见于营养不足引起的口角炎，多为缺乏铁质、维生素 B_2、维生素 B_6 所致。

口腔黏膜出血

口腔黏膜上出现大小不等的出血点或淤斑，表明机体可能患有出血性疾病或维生素 C 缺乏。

舌痛

可能是维生素 B_2、维生素 C 以及烟酸缺乏的信号。

舌体变小

舌面平滑，舌头萎缩，舌体变小，是叶酸、铁质缺乏的标志。

舌红

舌面绛红如生牛肉状，常见于烟酸缺乏引起的糙皮病。

地图舌

舌头上出现黄色的隆起，状如地图者，表明体内缺乏核黄素；舌面出现横向裂纹也是核黄素缺乏的标志。

指甲异常

指甲呈中间凹陷、边缘翘起、表面变薄、粗糙或是干脆、有裂纹者，常为缺铁或氨基酸代谢紊乱所致。如指甲上有白点，表示缺锌。

出现上述信号，应该在营养师或医生的指导下，有针对性地"偏食"，或补充药用营养素。

 三餐平衡，营养才能均衡

我们都知道一日三餐，却不清楚这三餐究竟怎么吃。安排好这一日三餐是有学问的：三餐之间每餐间隔需要 4~6 小时，饮食的量要坚持"早吃好，午吃饱，晚吃少"的原则，同时还要讲究饮食卫生。只有做到三餐的合理平衡，人体内的营养才能达到平衡，提高免疫力，从而有效抵制疾病，维护健康的身体。

俗语说："人是铁，饭是钢，一顿不吃饿得慌。"人体每天需要的营养，一般都是通过三餐来补充的，每餐所摄取的热量应该占全天总热量的 1/3 左右，而午餐既要补充上午消耗的热量，又要为下午的工作、学习提供能量，可以多一些。所以，一日三餐的热量，早餐应该占 25%~30%，午餐占 40%，晚餐占 30%~35%。很多人盲目节食减肥，早餐吃不好，更有甚者胡乱地补充一些营养素，这些错误的做法最终会导致厌食、注意力不集中、体弱多病、营养不良等恶果，使身体每况愈下，严重者甚至会危及生命。

平衡三餐，合理搭配

早餐：粮谷类+蛋白质+蔬菜水果

碳水化合物丰富的食品是粮谷类，如面包、馒头、花卷、豆包、米粥、面条、麦片、包子、馄饨、饼干等；蛋白质含量丰富的食品有牛奶、酸奶、鸡蛋、咸鸭蛋、豆浆、肉类等；维生素和矿物质含量丰富的食物有新鲜蔬菜、水果或果汁等。这些食物能提升早餐的质量，在方便早餐中配以蔬菜或水果，更有利于营养平衡。

早餐坚决不主张油腻，因为高脂肪食品会导致大脑供血不足，影响学生的听课效率和脑力劳动者工作的准确性。早上吃太多油腻食品，如油条、油饼、巧克力、汉堡包等，上午容易犯困、注意力不集中。如果早餐吃鸡蛋，建议尽量选择煮鸡蛋而非煎鸡蛋。

午餐：粮谷类+蛋白质+蔬菜水果

午餐应多吃一些高蛋白食物，如鱼肉、鸡肉、瘦猪肉、牛肉、羊肉以及水产品和豆制品。因为这类食物中的优质高蛋白可使血液中酪氨酸增加，使人头脑保持敏锐，对增强理解和记忆功能有重要作用。

如果午餐吃了富含单糖、双糖及淀粉多的米饭、面条、面包和甜点心等食物，人会感觉疲倦，精力难以集中。

午餐最好不吃方便食品，例如方便面、西式快餐等，这些食品太简单，营养含量低，而且不均衡，对人体健康可能产生不利影响。如果午餐吃得过于简单，下午 3~4 点钟最好再吃 1~2 个水果，以便增加维生素、膳食纤维等其他营养素。午餐热量不宜太高。要少喝酒，多吃蔬菜。中午饭也要粮菜搭配，粗细搭配，荤素搭配，干稀搭配。

晚餐：粮谷类+蛋白质+蔬菜水果

晚餐应避免吃高脂肪、高蛋白质的食物，晚餐要以富含维生素 C 和粗纤维的食物为主，这类食物既能帮助消化，防止便秘，又能供给人体所需的纤维素和微量元素，防止动脉硬化，改善血液循环，有益于人体健康。要吃富含碳水化合物的食物，如面条、面包、米饭和甜食等。晚饭尽量吃些薯类食物，有利于减肥，降低脂肪和热量的吸收，也有利于胃肠的蠕动和减少便秘的发生。应该尽量吃的清淡，多一些青菜，对补充维生素很有好处。热量更是要注意的地方，中国的男人喜欢晚饭喝酒，这会使热量摄入过剩不利于身体健康。

比例合理，均衡膳食

总的说一日三餐要吃好，就要坚持搭配和平衡，就是粮菜搭配，粮薯搭配，荤素搭配；三餐平衡，热量平衡；食品种类越多越好，越杂越好。这样就可以促进人体正常生长发育，增强体质及对环境的适应能力，预防各种疾病的发生。

营养课堂

人们要通过膳食得到所需要的全部营养，而且既有足够的数量，又有适当的比例。概括起来，人体对营养的最基本要求是：

1. 供给热量和能量，使其能维持体温，满足生理活动和从事劳动的需要；

2. 构成身体组织，供给生长、发育及组织自我更新所需要的材料；

3. 保护器官，调节代谢反应，使身体各部分工作能正常进行。

口味淡，活得久

我国古代长寿养生之道提倡口味要清淡，口味清淡确实有益于人体健康。科学家们就曾指出，平常一向口味重的人，患高血压病的概率是口味淡者的 1.5 倍。肥胖与盐也有十分密切的关系，当盐摄入过多时，生理上就要多喝水，当饮水过多，脾胃运化功能减弱，就会引起浮肿性肥胖。因此，营养学家建议人们常食清淡食物，减少盐分摄入，一般每日 5 克为宜。

钠与钾都是人类身体所必需的矿物质，但体内的钾至少应是钠的两倍。由于盐的主要成分是氯化钠，过多摄入盐，就会降低钾的含量，而钾具有抗癌的作用，如果让盐占主导地位那么人的健康状况就不容乐观了。当口味变重的时候，以下疾病很容易影响我们的身体：

高血压：嗜咸的危害很明显，因吃盐过多而引起高血压的例子屡见不鲜。

肾功能衰竭：若老年人患有肾病，吃盐过多会加重肾脏负担，甚至还会引发肾功能衰竭。

皮肤老化：吃盐过多，体内钠离子增加，就会导致面部细胞失水，从而造成皮肤老化，时间长了就会使皱纹增多（女性尤为明显）。

呼吸道疾病：太咸会引发呼吸道感染，吃盐过多会使上呼吸道黏膜抵抗疾病侵袭的作用减弱，病毒即可乘虚而入，导致感染上呼吸道疾病。

伤骨：盐的摄入量越高，尿中钙的排出量就越大，这样极易发生骨质疏松甚至骨折。有一句话说"限食盐，如补钙"，这就是说，少吃盐对钙实际起到了"不补之补"的作用。

胃炎、胃癌：吃盐过多是刺激肠胃、产生大量胃酸的一个重要因素。与日常饮食较为清淡的人相比，吃盐多的人患胃病的概率要高70%以上，甚至致癌。

气喘、白内障：如人过量摄入食盐，会因影响呼吸系统功能而加重气喘，而且患白内障的可能性会增加。

发胖：口重会带来超重，因为咸，你会不知不觉加饭菜，时间长了，给肥胖埋下隐患。

营养课堂

正确地用盐

盐是一把双刃剑，你的身体没它不行，可吃错了也不行！有的菜要烹制完了才加盐；有的菜要刚做时就放盐；还有些是吃的时候才放盐……把握好每一种菜的最佳放盐时机，才会吃出健康的身体！

烹制快结束时放盐的菜：烹制爆肉片、回锅肉、炒白菜、炒蒜薹、炒芹菜时，在旺火、热锅油温高时将菜下锅，并以菜下锅就有"啪"的响声为好，全部煸炒透时适量放盐，炒出来的菜肴嫩而不老，养分损失较少。

刚烹制时就放盐的菜：做红烧肉、红烧鱼块时，肉经过煸炒、鱼经过煎炸后，应立即放入盐及调味品，然后旺火烧开，小火煨炖。

烹烂后放盐的菜：如肉汤、骨头汤、鸡汤、鸭汤等荤汤在熟烂后放盐调味，可使肉中蛋白质、脂肪较充分地溶在汤中，使汤更鲜美。炖豆腐时也应当熟后放盐，与荤汤同理。

 身体发胖，原因居然是没吃饱！

肥胖是一种营养不良性疾病，单纯性肥胖除了遗传等因素的作用以外，往往是由于食入的食物过多，又缺少相应的体力活动，最后导致体重超过理想体重而形成肥胖。很多人都因为担心发胖而常常不吃饱，但是，有时候却适得其反，不吃饱反而胖了。殊不知，有时候没吃饱是发胖的一个重要元凶。

　　人吃饱了并不一定意味着他所需要的营养物质就够了，关键是营养的均衡，如果胃长期处于"隐性饥饿"状态，却摄入过多的脂肪、蛋白质而不能有效利用，脂肪和蛋白质就会被大量贮存起来，造成营养过剩，引起肥胖。

营养课堂

不良的饮食习惯引起肥胖

　　进食速度快。吃东西过快，以致狼吞虎咽，食物未得到充分咀嚼就咽下，不能成为食糜而敷贴于胃壁，就会已经吃了不少东西仍感饥饿。

　　零食不断。有些胖人，特别是儿童和年轻女性肥胖者，看起来正餐量不多，但零食不断，从而造成体内聚集的总热量大大超标。

　　不吃早餐。许多女性采取"饥饿减肥法"，企图通过少吃甚至不吃早餐的方法来达到减肥的目的，结果却事与愿违，甚至适得其反。

　　晚餐不当。食用过多晚餐，使食物在体内消化后，一部分进入血液形成血脂，傍晚时血液中胰岛素的含量又上升到一天中的高峰，胰岛素可使血糖转化成脂肪凝结在血管壁和腹壁上，久而久之，人便肥胖起来。

　　偏食。偏食能导致营养摄取方面的不平衡，使一些营养元素缺乏。就目前所知，缺乏B族维生素便能导致肥胖。因为B族维生素能使脂肪变成能量，参与脂肪代谢的B族维生素主要有B_1、B_2、B_6等。

　　喜欢吃油腻。有的家庭有饮食油腻的习惯，偏好吃油炸食品，这样高胆固醇的食品很容易使人发胖。

被饮食习惯搞垮的免疫力

你是否经常疲倦、乏力，感觉身处"亚健康"状态？或者越来越容易被各种病症侵袭？想过没有，这是身体在发出警告：你的免疫力很可能正在下降！人们都说：免疫力强的人较不容易生病。如何提升身体免疫力，是许多人的健康问题。

免疫力是维持人体健康的三大要素之一，是体内抵抗病毒的强大屏障。人体的免疫力大多取决于遗传基因，但是环境的影响也很大，其中与饮食习惯关系密切。营养不良及缺乏某些营养素的人其免疫力较低，对感染性疾病的抵抗能力也较弱，而病毒在营养不良者体内也较容易发病，甚至引起更严重的病毒感染并发症。最为有效地提高免疫力的方法就是"饮食"。只要方法正确，吃自己喜欢的食物就可以极大地激活体内的能量，有效地预防病毒的入侵。

良好的营养能够提升我们的免疫力，让我们更为健康、有活力，而不当的饮食习惯则会导致免疫力直线下降。在工作和生活压力日益增大的今天，我们应该养成以下一些聪明饮食习惯，拥有良好的免疫力。

一个良好的饮食习惯，需要做到饮食的均衡、科学、合理。平时的饮食要做到荤素搭配、粗细搭配。做的饭菜不要太过油腻，尽量少吃油炸和熏制的食物；多吃时令性的瓜果蔬菜，在食用时也要清洗干净，避免病从口入；不要暴饮暴食，也不能饱一顿饿一顿。饭后可做适量运动，以帮助消化并适当加快能量的消耗，避免营养过剩或者缺乏给身体带来负面影响。

营养课堂

有些食物的成分能够协助刺激免疫系统，增加免疫能力。如果缺乏这些重要营养素成分，将会严重影响身体的免疫系统功能。至于哪些营养素与提升免疫力有关呢？细列如下：

蛋白质是构成白细胞和抗体的主要成分。实验证明，蛋白质严重缺乏的人免疫细胞中的淋巴球数目大减，造成免疫功能严重下降。

营养素中以维生素 C、维生素 B_6、β-胡萝卜素和维生素 E 与免疫力关系密切。维生素 C 能刺激身体制造干扰素（一种抗癌活性物质），用来破坏病毒以减少白细胞与病毒的结合，保持白细胞的数目。一般人感冒时白细胞中的维生素 C 会急速的消耗，因此感冒期间必须大量补充维生素 C，以增强免疫力；维生素 B_6 缺乏时，会引起免疫系统的退化；维生素 E 能增加抗体，以清除滤过性病毒、细菌和癌细胞，而且维生素 E 也能维持白细胞的恒定，防止白细胞细胞膜产生过氧化反应；β-胡萝卜素缺乏时，会严重减弱身体对病菌的抵抗力。

除此之外，营养素中的叶酸、维生素 B_{12}、烟碱酸、泛酸和铁、锌等矿物质都和免疫能力有关联，人体缺乏时都会影响免疫功能，因此各类营养素的摄取必须十分充足，才能使我们的免疫系统强壮起来。

第 三 章
是谁偷走了你的营养？

 食物存放不当，营养遭损失

在日常生活中，为了方便起见常把某些食物放在一起。然而，有些食物放在一起会发生反应，甚至产生毒素，危害人体健康；还有一些食物如果存放不妥，极易变质，因此，食物存放不当，容易造成营养损失。

营养损失的原因

微生物作怪。经微生物分解，食物中的蛋白质就被破坏了，食物会发出臭味和酸味，失去了原有的坚韧性和弹性，颜色也会发生变化。

酶的作用。动物性食物中有多种酶，在酶的作用下，食物的营养素被分解成多种低级产物。

市面上被用来提供人们食用的动物在宰杀之后，虽然已经死亡，但是它们体内的酶依然具有很高的活力，并对动物尸肉的肉质进行影响。比如一头猪肉在被屠宰之后，猪肉在磷酸化酶、乳酸脱氢酶等糖酵解酶的作用下，肉质中的糖原会被分解成为乳酸，使猪肉 pH 下降。由于肌浆中 ATP 酶的作用，使肌肉中 ATP 含量迅速下降，并在磷酸肌酸激酶和腺苷酸脱氨酶的作用下产生具有强烈鲜味的 IMP。

酶活动所导致的 pH 值的降低和猪肉组织的破坏，会进一步导致肉质当中的蛋白酶的释放。蛋白酶的释放能够对猪肉中的肌肉蛋白质进行分解，进而生成肽和游离氨基酸，这些肽和氨基酸的产生能够使猪肉在被煮炒等加工过程中产生肉的鲜香味道，这一系列酶的活动正是动物肉质成熟的过程。

除了对动物的肉质产生重要影响之外，对植物也就是我们平常使用的蔬菜水果的口感同样也具有重要影响。

比如我们在平时在使用水果或者蔬菜时，会先削皮。这些水果蔬菜在削皮之后，其组织内的多酚氧化酶会继续进行活动，并导致这些植物产生酶促褐变。比如我们经常看到的，被咬掉一口的苹果在不久之后，露在外面的果肉就变成黄褐色，这就是酶在有氧环境下进行的酶促褐变。这种变化，会对植物的口感和肉质产生严重的影响。为了防止水果蔬菜酶促褐变反应的发生，除了尽快将其食用之外，还可以将其进行密封放置在无氧或少氧的环境中。蔬菜则可以将其放在沸水或者蒸汽当中加热，以破坏其体内酶的活力。

食物的化学反应。油脂很容易被氧化，产生一系列的化学反应，氧化后的油脂有怪味，如肥肉会由白色变成黄色。

食物存放禁忌

面包不宜入冰箱。如果长时间放在冰箱里，面包中支链淀粉分部的直链部分慢慢缔合，使柔软的面包逐渐变硬，这种现象叫"变陈"。面包放在冰箱中，变硬的速度来得更快。

黄瓜、青椒、不宜久存冰箱。因为冰箱里存放的温度一般为4℃～6℃，而黄瓜贮存的适宜温度为10℃～12℃，青椒为7℃～8℃。在冰箱中储存长久，就会使黄瓜、青椒变黑、变软、变味。黄瓜还会长毛发黏。

香蕉、西红柿不宜放冰箱。将香蕉放在12℃以下的地方贮存，会使香蕉发黑腐烂。火腿不宜放冰箱。如将火腿放入冰箱低温贮存，其中的水分就会结冰，脂肪析出，腿肉结块或松散，肉质变味，极易腐败。

巧克力不宜放冰箱。巧克力在冰箱中冷存后，一旦取出，在室温条件下即会在其表面结出一层白霜，极易发霉变质，失去原味。

怎样合理存储食物

水果的保存

除去尘土及外皮污物，整理干净后用多孔塑胶袋套好，放在冰箱下层或阴凉处，趁新鲜食用，因储存愈久，营养素亦会损失愈多。水果以生吃为原则，去皮后应立即食用。

鱼、肉类的保存

肉类洗净沥干水分，2 天内将使用的应放在冷藏室，其他的则放在冰箱冷冻柜内，但不可贮存太久。肉类冷冻前应视烹调所需，分别切丝、切块、剁碎，分装于塑胶袋内，再放冰箱内，因肉类烹调前才解冻切割，不但费事且易影响品质。

鱼类除去鳞鳃内脏，冲洗干净，沥干水分，以清洁塑胶袋套好，放在冰箱冷冻层内，如果马上食用则先放在冷藏柜即可。

蔬菜的保存

除去败叶、尘土及污物后，用多孔塑胶袋或纸袋套好，放在冰箱下层或阴凉处，趁新鲜食用。

烹调前洗去尘土、沙及虫等，不易清洗的叶菜，应将叶片拆开，用清水冲洗。

其他类的保存

豆类：干豆类应存放在干燥、密封的容器内；豆腐、豆干类应用冷开水清洗后放入冰箱下层冷藏，并应尽快食用。蛋类要擦拭外壳污物，钝端向上放在冰箱蛋架上。

乳品类：奶粉应用干净的匙子取用，鲜奶应放在5℃以下冰箱贮存。

谷类：放在密闭、干燥容器内置于阴凉处，勿存放太久或置于潮湿处，以免发霉，产生毒素。

生薯类：如土豆、地瓜应贮存于阴凉干燥且通风处。谷类和花生，保存不当会发霉，产生致癌物质，故食用前先注意观察是否发霉。发芽的土豆及地瓜，含有毒素不可食用。

另外，罐头食品的保存应保存在阴凉干燥处，开罐后应尽快食用，一餐未用完应倒在有盖的盘碟内放入冰箱保存。

合理的烹饪方法

食物真正的营养价值，既取决于食物原料的营养成分，还取决于加工过程中营养成分的保存率。因此，烹饪加工的方法是否科学、合理，将直接影响食品的质量。那么合理的烹饪方法应当是怎样的呢？

大米在淘洗时，首先要挑去沙粒和杂物，再用足够的冷水淘洗2~3次，千万不要用流水冲洗或热水浸泡，更不能用力搓洗，以尽量减少维生素（主要是水溶性维生素）和矿物质的流失。

一般蔬菜择菜时尽量保留老叶，清洗时，先用清水冲洗3~6遍，然后放入淡盐水中浸泡1小时，再用清水冲洗一遍。包心类蔬菜，可先切开，放入清水中浸泡2小时，再用清水冲洗，以清除残留农药。切菜要随切随炒，切忌切好后久置。

炒菜：炒是我国烹调蔬菜较常用的方法之一，一般采用"急火快炒"对蔬菜营养素的破坏较少。

烹饪：烹调蔬菜时适当加点醋，可以减少维生素 C 的损失。此外，勾芡也是保护维生素 C 的好办法，淀粉含谷胱甘肽，有助于减少维生素流失。盐要最后放，由于渗透压的作用，早放盐会使蔬菜中的维生素和矿物质过多丢失。

以蒸煮代替煎炸：蒸是以蒸汽为加热体的一种烹调方法，制作出的菜肴（或主食）口味一般都比较清鲜，可以较完整的保持原料的原汁原味和大部分营养素。

食用：最好连皮一起吃。蔬菜的营养成分大都集中在皮下，如果削皮会造成一定的损失，所以只要表面无污染，就应连皮一起吃。

烹饪食物应注意卫生

烹饪加工是保证食物卫生安全的一个重要环节，我们需从以下三方面严格要求：

保持良好的个人卫生。在烹调食物前要注意洗手。

保持洁净的环境和用具。应经常保持厨房和食品库房的整洁卫生；餐具、饮具和盛放直接入口食品的容器，使用前必须清洗、消毒；炊具使用后应立即洗净，保持清洁；加工冷荤凉菜的用具、容器应当事先消毒并保持专用。

避免食物的交叉污染。直接入口食品、待加工食品和原料三者之间不得混放或混合加工；避免接触毒物和不洁物；加工生食后，应及时洗手再接触熟食；慎重处理动物性食物。

烹调带走营养

新鲜食物中的营养，烹调后还剩多少？蔬菜炒过之后，是不是维生素都被"消灭"了？你从烧排骨和排骨汤中，能获得一样的钙吗？还有人说，鸡蛋煮熟了，其中的蛋白质就不好消化了，所以鸡蛋吃半生的好，真是这样的吗？其实，食物在烹调时所发生的变化是一种复杂的综合理化过程，有些营养确实跑掉了，有些却变得更易被人体吸收。

被带走的营养

维生素最容易损失：在烹调时，食品原料由于切割、氧化、受热等作用，可造成维生素的大量损失。其中损失最大的就是维生素 C，B 族维生素少量损失，而脂溶性维生素损失较小。损失程度大致的顺序是：维生素 C>维生素 B_1>维生素 B_2>其他 B 族维生素>维生素 A>维生素 D>维生素 E。维生素 C 怕热，维生素 B_1、维生素 B_2、维生素 A 易氧化，维生素 D 耐热、耐酸碱，维生素 E 耐热性高，对碱也稳定。

矿物质都溶在汤里：矿物质包括钙、镁、磷、铁、碘等等。它们在烹调过程中基本上不会损失，只发生流动，跑到了汤里。

碳水化合物加热易消化：淀粉在冷水中不溶解，在温水或热水中受热会发生糊化。淀粉受热糊化后，黏性变大，易于消化。蔬菜中的果胶质在加热时吸收水分而变软，也有利于消化。

蛋白质、脂肪别加热太久：食物中的蛋白质受热以后即会凝固，蛋白质在遇到盐时，盐容易对蛋白质的凝固起到促进作用，煮豆子、炖肉如果加盐过早，就会使它们表面的蛋白质凝固，影响向原料内部传热，延长烹煮时间。

肉类、鱼类中的脂肪组织，在一般烹调加工中不发生质的变化，但过度加热则会导致脂肪组织氧化分解，脂肪中所含的维生素 A、维生素 D 则因脂肪氧化而失去营养作用。

总之，没有十全十美的食物，也没有十全十美的烹调方法。每一种营养素的性情都不同，无论如何烹调，营养素的损失永远存在，只要尽力减少即可。对于健康人来说，选择适合的食物，合理烹饪，就能保证营养的基本平衡。

科学烹饪，保留营养

如果科学合理地对食材加以处理，可以将损失降到最低。具体说来应掌握下列方法：

1. 清洗各类原料，最好用冷水，清洗以水冲和浸泡为主，不要用力搓洗。

2. 要遵守先洗后切的原则。先切后洗会使水溶性维生素和矿物质损失。

3. 在饭菜质量要求允许的情况下，原料尽量切得细小一些，以缩短加热时间，有利于营养素的保存。

4. 原料尽量做到现切现炒，现做现吃，避免较长时间的保温或多次加热，可减少维生素的氧化损失。

5. 在焯菜、做面食时尽量不加碱或碱性物料，这样可避免维生素、蛋白质及矿物质的大量损失。

6. 在口味允许的前提下可多加醋，这样便于保护维生素，促使钙质吸收。

7. 鲜嫩原料提倡旺火快速烹调，缩短原料在锅中停留的时间，这样能有效地减少营养素受热被破坏。

食物容器有讲究

很多人都喜欢用可乐、雪碧等饮料的包装瓶来盛油类、酒类及其他的日常调味品。其实，这种做法是不科学的。用不适当的容器盛装食物，容易导致营养损失，甚至中毒。

食物容器的选择要慎重

以下一些容器在盛装食物的时候需格外注意，以防影响身体健康。

可乐瓶不宜装油装酒。市售的可乐、雪碧等饮料的包装瓶，其主要原料是聚丙烯塑料，如果长期贮存酒类、食用油等脂溶性有机物，乙烯单体会被脂溶性有机物溶解析出，产生更多的乙烯单体。空气中乙烯浓度达到 0.5ppm（0.5μg/ml），就可使人出现头痛、恶心等症状，严重者导致贫血。

塑料桶不宜盛油。家庭中使用塑料桶盛食用油会产生污染食油的聚氯乙烯，对人体不利。聚氯乙烯里的元素氯乙烯不仅有毒，而且在酸和油脂中极容易分解而析出毒性很大的氯化氧和氯。

劣质陶瓷器皿不宜盛放食物，用这种劣质器皿盛放食物，器皿挂釉中的铅等重金属化合物极易溶解出来，污染食物。铅等重金属对人体极为有害。

再生塑料制品不宜当餐具。这类制品色泽不纯，由于原料来源混杂，不可避免地夹有一些有毒物质。另外，再生塑料制品中的有害物质含量往往较高。如果用再生塑料制品盛放食物，其中的有害物质会不同程度地溶出，并渗入食品中，污染食品。

食用油的正确盛放法

优选法：将油倒入透明玻璃瓶内，摇晃几下，发现没气泡，或有少量气泡但很快消失的，就是好油，可以放心存放。混浊不清多气泡的，不能久存，要赶快吃完。

挑选容器法：家庭存放食用油，最好选用陶瓷、搪瓷或玻璃器皿。玻璃瓶最好用棕、绿色的，不要用无色透明的瓶子，以免阳光中紫外线透过，使油氧化变质。不能长期用金属容器或者塑料桶盛油，它们会加速油的变质。油瓶不要放置窗台上，要放在阴凉、通风干燥处。

添加剂防腐法：维生素 E 是一种抗氧化剂。在每 500 克油中添加一粒维生素 E 胶丸，加入时，用针刺破胶囊，让颗粒流入油中，既可使食用油一年内不氧化变味，又能增加营养。

花椒加热法：花椒是一种自然抗氧化物，将少量食用油和花椒粒共同加热至发出香味，等冷却后倒入瓶装食用油内摇晃均匀，放在阴凉、干燥处，不仅不会让油变质，用它炒菜还格外香。

火锅涮走健康

人们在火锅里食用半生不熟的荤素菜肴，认为这样不仅味道鲜美，而且保存了营养。其实，不管是肉类（包括动物内脏、海鲜）还是蔬菜、山珍，如果用筷子夹住，只在火锅汤中轻轻涮一下，其中的细菌、寄生虫很难被杀灭。一些人就是因为贪图一时的口腹之乐，引来无穷后患。

怎样健康吃火锅

慎重选择涮料。太白的百叶、黄喉不要吃。涮火锅的时候，肉片是不可缺少的一道原料。无论羊肉还是肥牛，涮肉所用的肉片应该越新鲜越好。选择新鲜肉片时，要尽量切得薄一些，以减少病菌对身体的危害。一般来讲，薄肉片在沸腾的锅中烫 1 分钟左右，肉的颜色由鲜红变为灰白，才可以吃。

不少食客在食用火锅时喜欢味道鲜美的海鲜、动物内脏、蘑菇等食物，但实际上以动物内脏、虾、贝类、海鲜、蘑菇等为原料的火锅中都大量含有一种有机化合物"嘌呤"，可引发痛风。

火锅不能生食。刚从火锅中取出的鲜烫食物，不宜马上送入口中，应放在碗内稍凉一下再吃，以免烫伤食管黏膜，造成溃疡或口腔黏膜起泡，还有诱发食道癌的可能。

火锅汤不能喝。不要把涮完的火锅汤底当"营养汤"喝光。火锅的汤大多采用猪、羊、牛油等高脂肪物质为底料，又多以辣椒、胡椒和花椒等为佐料，喝多了易导致高脂血症、胆石症、十二指肠溃疡、口腔溃疡、牙龈炎、痔疮等疾病。肉汤内所含的嘌呤物质比正常饮食要高出 30 倍，易导致体内嘌呤代谢产物尿酸升高，喝酒又易使体内乳酸堆积，抑制尿酸的排出，这就是围坐火锅前开怀畅饮的人易患痛风的主要原因。另外，火锅汤久沸不止、久涮不换，其中的成分会发生一些化学反应，产生有害物质。

吃火锅不要太辣。又麻又辣的火锅还是少吃为妙；切不可一下子吃得太多，并要尽量把调料调至微辣，少喝火锅辣汤。另外，吃完火锅后要多喝些开水或浓茶，以稀释辣汁，减轻对肠胃的刺激，一旦有什么不适，赶紧喝些清淡的饮品如稀米粥或牛奶保护肠胃壁。

不吃回味火锅。对于一次吃不完剩下的涮料和底汤，应倒掉。如果是放在铜火锅中过夜，更不要吃，不但有害健康，还可能引起铜氧化物急性中毒。

冷冻食品营养流失严重

冷冻食品易保存，广泛用于肉、水产、乳、蛋、蔬菜和水果等易腐食品的生产、运输和贮藏；因其具有营养、方便、卫生、经济等特点，市场需求量大，在发达国家占有重要的地位，在发展中国家的需求也迅速增长。

贮藏和冷冻食物禁忌

第一，热的食物绝对不能放入运转着的电冰箱内。

第二，存放食物不宜过满、过紧，要留有空隙，以利冷空气对流，减轻机组负荷，延长使用寿命，节省电量。

第三，食物不可生熟混放在一起，以保持卫生。

第四，鲜鱼、肉等食品不可以不作处理就放进冰箱。

第五，不能把瓶装液体饮料放进冷冻室内，以免冻裂包装瓶，应放在冷藏箱内或门档上，以 4℃ 左右温度贮藏为最好。

第六，存贮食物的电冰箱不宜同时储藏化学药品。

冷冻食品的解冻方法

肉类：适宜在室温下的空气中解冻，最好不要在水中解冻，以免营养流失。

家禽：一般宜在水中解冻，但未去内脏的，最好在室温下的空气中解冻，以免产生异味。

鱼类：在 40℃ ~ 50℃ 5% 的食盐水中解冻，在这种情况下，利于鱼的肌肉组织结构恢复，味道最佳。

蛋品：可装在不透水的金属容器中，再把容器浸在 20℃ 的水中，蛋品迅速解冻。

罐头食品的营养流失

罐头食品生产过程中，高温会破坏食物的成分，造成营养流失；而高浓度的盐会造成人体摄盐量增加，对血压尤其是高血压人群血压控制产生不利影响。

罐头食品在加工的过程中，要加入一定量的防腐剂，这样就会造成维生素的缺失。据统计，维生素 B_1 会损失 80%，维生素 B_2 会损失 10%，泛酸会损失 20% ~ 30%，尼克酸会损失掉一部分。

　　罐头中加入添加剂是为了使食品更美味，在加工过程中，罐头中加入的添加剂包括香料、色素、人工调味剂等，对小儿有害。

如何选择好的罐头食品

1. 必须买正规厂家的罐头食品。

2. 罐头表面不能有油迹、锈斑、污染物。

3. 生产日期打印清晰。未过保质期。

4. 用手指或笔轻轻敲打罐盖，发出清脆声音的就是质量好的罐头；如果声音发闷、浑浊的就是质量不好的罐头。

别让你的果蔬汁营养流失

　　生吃水果蔬菜是"家常便饭"，榨成汁喝就显得相当时髦了。可是买了榨汁机之后，很多人都有同样的困惑：榨汁损失营养素吗？怎么榨才好？榨完了能放多久呢？

营养损失的原因

　　哪怕是榨了之后马上就喝的果汁，也会有相当一部分营养素损失。

　　这是因为，水果蔬菜的细胞当中，都有复杂的超微结构，不能混一起。细胞会在旋转的刀片下被破坏，并使所有东西混到一起。维生素 C 也会在多种氧化酶作用下，损失严重。黄瓜榨汁后，维生素破坏率高达 80%。同样小白菜、番茄等也有类似结果，类黄酮、花青素等抗氧化成分，在果蔬榨汁后也会有不同程度的损失。至于不溶性的纤维，当然不会跑到汁里面去。不溶性元素如钙也会被留在渣子当中。

榨前烫一下保存营养

　　如果在榨汁前，把水果蔬菜在沸水中略微烫一下，把那些氧化酶"杀灭"掉，也让组织略微软一点，然后再榨汁，就可以使营养得到较好保存，但榨汁无法完整保存蔬菜水果的饱腹感。

鲜榨果汁最多存一天

如果没有经过烫煮，果蔬榨汁之后应当马上喝，不可以存放。经过烫煮再榨汁，可以在冰箱中密闭保存一天。但要注意尽量减少果汁和空气的接触，避免氧化变褐。

有烫煮的榨汁非常容易变褐。变褐并不意味着有毒有害，仍然可以喝。只是在储藏当中，风味逐渐发生变化，失去原有的新鲜美味。

用保温杯泡茶会让营养流失

很多人喜欢放一个保温杯在办公室，抽屉里随时备着茶叶，一上班就开始用保温杯泡茶喝，喝到下班茶都还是温热的，认为这样很有口感，还认为这样茶水可以长时间保温。其实这种做法是错误的。

营养损失的原因

茶叶富含蛋白质、脂肪、糖、维生素以及矿物质等营养成分，是一种天然的保健饮料，茶叶中所含的茶多酚、咖啡碱、单宁、茶色素等，又具有多种药理作用。如果用保温杯泡茶，茶叶长时间浸泡于高温水中，就像温火煎煮一样，茶多酚、单宁等物质会大量浸出，使茶水颜色浓重、有苦涩味。同时，由于一直保持很高的水温，茶中的芳香油会很快大量挥发，鞣酸、茶碱大量渗出，这样不仅降低了茶叶的营养价值，减少了茶香，还使有害物质增多。此外，维生素 C 等营养物质在水温超过 80℃ 时就会被破坏，长时间高温浸泡会使其损失过多，从而减弱了茶的保健功能。

另外，还有些人用搪瓷茶具泡茶，这样也是不妥的。如果想喝热茶，可以用紫砂壶或陶瓷茶具冲泡，茶泡好了以后，再倒入保温杯中。

泡茶禁忌

茶叶是有益于身体健康的上乘饮料，是世界三大饮料之一，更有

"康乐饮料之王"的美称。但是饮茶还需要讲究科学，才能达到提精神益思维、解口渴去烦恼、消除疲劳、益寿保健的目的。有些人饮茶习惯不科学，常见的有以下几种：

用沸水泡茶：沸腾的开水泡茶，尤其是绿茶，否则会破坏很多营养物质。泡茶的水温一般应掌握在70℃～80℃。

泡茶时间过长：茶叶浸泡4～6分钟后饮用最佳，时间过长，茶水就会有苦涩味。放在暖水瓶或炉灶上长时间煮的茶水，易发生化学变化，不宜再饮用。

扔掉泡过的茶叶：大多数人泡过茶后，把用过的茶叶扔掉。实际上这样是不经济的，应当把茶叶咀嚼后咽下去，因为茶叶中含有较多的胡萝卜素、粗纤维和其他营养物质。

习惯于泡浓茶：有的人喜欢泡浓茶。茶水太浓，浸出过多的咖啡因和鞣酸，对胃肠刺激性太大。

怎样泡茶

茶的用量

泡好一杯茶或一壶茶，首先要掌握茶叶用量。每次茶叶用多少，并没有统一标准，主要根据茶叶种类、茶具大小以及读者的饮用习惯而定。

茶叶种类繁多，茶类不同，用量各异。如冲泡一般红、绿茶，茶与水的比例，大致掌握在1∶50～60，即每杯放3克左右的干茶，加入沸水150～200毫升。如饮用普洱茶，每杯放5～10克；如用茶壶，则按容量大小适当掌握。用茶量最多的是乌龙茶，每次投入量几乎为茶壶容积的二分之一，甚至更多。

泡茶水温

泡茶水温的掌握，主要看泡饮什么茶而定。高级绿茶，特别是各种芽叶细嫩的名茶（绿茶类名茶），不能用100℃的沸水冲泡，一般以80℃为宜。茶叶愈嫩、愈绿，冲泡水温要低，这样泡出的茶汤一定嫩绿明亮，滋味鲜爽，茶叶维生素C也较少破坏。泡饮乌龙茶、普洱茶和花茶，每次用茶量较多，而且茶叶较老，可以用水温较高的开水冲泡。有时，为了保持和提高水温，还要在冲泡前用开水烫热茶具，冲泡后在壶外淋开水。少数民族饮用砖茶，则要求水温更高，将砖茶敲碎，放在锅中熬煮。

冲泡的时间和次数

茶叶冲泡的时间和次数差异很大，与茶叶种类、泡茶水温、用茶数量和饮茶习惯等都有关系，不可一概而论。

如用茶杯泡饮一般红、绿茶，每杯放干茶 3 克左右，用沸水约200 毫升冲泡，加盖 4～5 分钟后，便可饮用。这种泡法的缺点是：如水温过高，容易烫熟茶叶（主要指绿茶）；水温较低，则难以泡出茶味；而且因水量多，往往一时喝不完，浸泡过久，茶汤变冷，色、香、味均受影响。

改良冲泡法是：将茶叶放入杯中后，先倒入少量开水，以浸没茶叶为度，加盖 3 分钟左右，再加开水到七八成满，便可趁热饮用。当喝到杯中尚余三分之一左右茶汤时，再加开水，这样可使前后茶汤浓度比较均匀。据测定，一般茶叶泡第一次时，其可溶性物质能浸出50%～55%；泡第二次，能浸出 30% 左右；泡第三次，能浸出 10% 左右，泡第四次，则所剩无几了。所以，茶叶通常以冲泡三次为宜。

如饮用颗粒细小、揉捻充分的红碎茶与绿碎茶，用沸水冲泡 3～5 分钟后，其有效成分大部分浸出，便可一次快速饮用。饮用速溶茶，多采用一次冲泡法。

 被烟草带走的营养

烟草里含有 20 多种对身体有害的物质，其中尼古丁含毒物数量最多，是对人体危害最严重的物质。一个人每吸 1 支香烟，就会减少6 秒钟的生命。目前，全世界每年约有 300 万人死于与吸烟有关的疾

病，其中 200 万人在发达国家，100 万人在发展中国家。我国是世界上最大的烟草消费大国，14 亿人口中估计有 3.56 亿烟民，其中男性烟民 3.4 亿、女性烟民 2000 多万。烟草正在威胁着人们的健康。

吸烟的危害

吸 1 支烟可以破坏 25～100 毫克的维生素 C，所有因吸烟引起的疾病，也会影响营养的摄取。

吸烟最直接的危害是烟草有害物质在人体内的累积，滋生肿瘤疾病。吸烟造成的致命性疾病有 40 多种，癌症占了绝大多数。吸烟的人容易得感冒、气管炎等呼吸道疾病。据调查，每个长期吸烟的人，都患有不同程度的慢性气管炎或支气管炎。

吸烟的误区

误区之一：清晨一支烟，精神好一天

早起后吸烟，精神确实可"为之一振"。殊不知，经过了一个晚上，房间里的空气没有流通，甚是污浊，混杂着香烟的烟雾又被重新吸进肺中；另外，空腹吸烟，烟气会刺激支气管分泌液体，久而久之就会引发慢性支气管炎。早晨吸烟有很严重的危害性。

误区之二：饭后一支烟，赛过活神仙

这对吸烟者来说更是一种非常有害的误导。饭后吸一支烟，比平常吸十支的毒害还大。因为饭后吸烟妨碍食物消化，影响营养吸收，而且容易吸进有害物质，同时还给胃及十二指肠造成直接损害，使胃肠功能紊乱，胆汁分泌增加，容易引起腹部疼痛等症状。可以这样说：饭后吸烟，祸害无边。

误区之三：朋友聊天，喝酒吸烟

如果在同朋友聊天，喝酒时吸烟，烟酒一起享用，危害更严重。因为酒精会溶解于烟焦油中，促使致癌物质转移到细胞膜内。有资料显示，口腔癌 70% 与吸烟和喝酒"双管齐下"有关联。最为严重的是，烟酒同时进行时，因为肝脏功能代谢无法顾及烟草的有毒物质，就会在体内停留数小时甚至几天，对身体造成很大伤害。因此，饮酒时吸烟实质上是拿健康和生命开玩笑。

误区之四：如厕吸烟，一带两便

许多人认为厕所里有臭气，吸烟可以冲淡一些。事实上，厕所里氨的浓度比其他地方要高，氧的含量相对较低，而烟草在低氧状况下会产生更多的二氧化硫和一氧化碳。吸烟连同厕所里的有毒气体以及致病细菌等大量被吸入肺中，对人体危害极大。患有冠状动脉性心脏病或慢性支气管炎的病人在厕所内吸烟，可导致心绞痛、心肌梗死或气管炎的急性发作。

吸烟者的饮食营养

研究发现，食品中有多种氨基酸具有中和尼古丁毒性的作用，如果调配得当，对于那些一时无法戒烟的"瘾君子"，可以作为一种权宜之计。

多食富含组氨酸、阿斯巴酸、干酪素的食品

氨基酸中的组氨酸、阿斯巴酸、干酪素有降解尼古丁毒性的作用。豆浆、面食、淡水鱼、牛肉、兔肉、瘦猪肉、动物内脏、鸡蛋清、芝麻等食品中都含有丰富的干酪素，具有减轻尼古丁毒性的作用。

多食有色果蔬

胡萝卜素可以迅速降解血液中尼古丁的含量。胡萝卜素普遍存在于有色水果和蔬菜中，尤以绿色和黄色果菜中含量最为丰富，如胡萝卜、番茄、菠菜、南瓜、芹菜、韭菜、芥菜等。不过在食用时必须与有油脂的食物一起食用，如油炒、油炸，或同肉丝、肉片炒成荤菜，或用较多的香油凉拌。

多食鱼类

吸烟者是肺病（尤其是肺癌）的高危人群，其患肺癌的可能性是非吸烟者的 10 倍以上。食用鱼类越多，患肺病的可能性越小，尤其是深海鱼类效果更明显，每周吃 4 次以上，发生慢性阻塞性肺病的可能性会减少一半，支气管炎发病率可降低 1/3。

多饮茶

茶叶营养丰富，能保护人体多种器官不发生癌变。日本人吸烟比例比美国人多 1 倍，但患肺癌死亡率只是美国人的一半，这与日本人每天都喝茶有着重要关系。

 抗生素会"抗"营养

药物可以帮助我们治疗身体的不适，但同时会增加人体对某些营养素的需求，降低人体的免疫力。抗生素在杀死致病菌的过程中，也会杀死体内一些对健康有益的细菌，让你食欲降低、乏力、白细胞数量下降。服用青霉素类抗生素、头孢菌素类抗生素或四环素类抗生素时，还易造成 B 族维生素以及维生素 K 流失，引起情绪低落、脾气暴躁、心悸、便秘等。

服药对策

在服用抗生素期间每天可喝一杯酸奶，用以减轻抗生素的副作用并促进食物消化。如长期服用青霉素类抗生素，头孢菌类抗生素，四环素类抗生素时容易造成维生素 B_1 的流失；此时要多吃富含维生素 B_1 的食物，如麦麸、黄豆、酵母、瘦肉等。

其他营养杀手药

营养素杀手一：激素类药物（包括甲状腺素与抗甲状腺素药，胰岛素和口服降糖药，肾上腺皮质激素类药如地塞米松和强的松）。激素类药物会抑制肠道吸收钙，经常服用激素类药物如地塞米松等会引起血钙不足，导致情绪不稳定，睡眠质量下降。持续的低血钙，导致甲状旁腺分泌亢进，骨质持续大量释出，引起骨质疏松和骨质增生。故在服用此类药物时每天饮一杯至两杯牛奶；多吃钙质丰富的食物，如虾皮和豆制品等。

营养素杀手二：阿司匹林。阿司匹林易导致维生素 C 大量排出，并引起叶酸和 B 族维生素的缺乏。即使服用很少量的阿司匹林，也能使维生素 C 的排出率高达正常排出率的三倍，它还可能引起叶酸和 B 族维生素缺乏，导致消化器官疾病和贫血。因此，要多吃富含 B 族维生素的食物，如深绿叶蔬菜、胡萝卜、动物肝脏、蛋黄、南瓜、豆类、全麦面包以及富含叶酸的食物，如豆类、谷类、蛋类、蘑菇、鳝鱼、瘦肉、牛奶。

营养素杀手三：感冒药、止痛药、抗过敏药。可降低血液中维生素 A 的含量，维生素 A 可以保护和增强鼻、喉、肺等内部的黏膜。缺乏维生素 A 时，这些部位的黏膜便成了细菌繁殖的温床。缺乏维生素 A 还可造成夜盲症、干眼症。动物肝脏，牛奶和禽蛋等含丰富的维生素 A。胡萝卜素在体内也可转化成维生素 A，含胡萝卜素丰富的食物有菠菜、豌豆、胡萝卜、蛋类、辣椒、柑橘等。

营养素杀手四：利尿剂，泻药。利尿剂和泻药会导致体内的钙、钾、维生素大量丢失。钙的大量丢失导致骨质疏松、骨质增生、儿童佝偻病、手足抽搐以及高血压、肾结石、结肠癌、老年痴呆等的发生。钾的大量丢失导致肌肉软弱无力，甚至出现软瘫。应多吃含钾的食物，如蔬菜、水果、黄豆、蘑菇、海带等。每天饮一杯至两杯牛奶；多吃钙质丰富的食物，如虾皮、豆制品等可补足钙的摄入量。

营养素杀手五：抗胃酸药。抗胃酸药是治疗溃疡病的常用药，经常服用容易使维生素 B_2 流失，并加速体内铁的排出。维生素 B_2 流失容易患口角炎、舌炎、唇炎、眼睑炎、皮炎、继发性贫血等。要多吃含维生素 B_2 的食物，如动物内脏、豆类、蔬菜、硬壳类、蛋类、乳类等。轻度缺铁者出现头晕耳鸣、注意力不集中、记忆力减退；重度缺铁者心跳加快，经常自觉心慌。含铁较多的食物有黑木耳、海带、发菜、香菇、动物肝脏、血、肉、蛋黄、黄豆等。

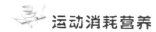 **运动消耗营养**

　　身体中营养素的含量，随着消耗和补充不时变化。运动之后，营养物质大量流失，这时最需要、也最适合补充营养素。可以通过富含电解质的运动饮料或功能饮料来补充营养，也可以通过饮食补充。

营养的补充

维生素 E：身体之盾

　　运动后丢失的一种主要矿物质就是维生素 E。维生素 E 可有效防止运动过程中产生的氧化物对身体的伤害，同时促进血液循环、减轻酸痛、舒缓因紧张而导致的血管收缩，对缓解精神疲劳很有帮助。运动后及时补充维生素 E，有助于缓解肌肉痉挛和疼痛。小麦、猕猴桃、莴苣、卷心菜、坚果（杏仁、榛子和胡桃）、葵花籽、玉米、大豆、甘薯和山药等含有丰富的维生素 E。

铁：铁血卫士

　　铁是人体需要量最多的微量元素。运动后，铁质容易流失，需要及时、合理补充。含铁量多的食物有动物肝脏及瘦肉（吸收率也最高）、鱼类、贝类、大豆、黑木耳、芝麻、蛋黄、干果等。值得注意的是，维生素 C 对铁的吸收有显著的促进作用。

钾：身体功能的守护神

　　钾和钠一起作用，能维持体内水分的平衡和心律正常。缺钾会损害神经和肌肉功能，造成运动中体能的下降和判断失误。神经和肉体的紧张会加剧钾的流失。适量补充钾元素后，就可以帮助输送氧气到脑部，使思路清晰并及时处理体内废物，同时有助于降低血压。

　　香蕉中富含钾。除此之外，很多蔬菜和水果也都是钾最好的来源，包括柑橘类水果、香瓜、番茄、芹菜、土豆等。成年人每日吃两个石榴或半个南瓜即可满足机体对钾的需要。

镁：心血管诊疗师

镁是将食物转化为人体所需能量的必不可少的元素。运动后，肌肉收缩或紧张引起的头痛最为常见，镁可使收缩的血管放松。机体内镁浓度过低时，可能引起偏头痛，可在日常饮食中针对性地补充。富含镁且其他营养素均较齐全的食物有：谷类、豆类、紫菜、蘑菇、冬菇、杨桃、桂圆、花生、核桃、虾米、芝麻酱等，其中紫菜含镁最高，被誉为"镁元素的宝库"。

第 四 章
缺什么营养，没有人比你更知道

维生素缺乏自查

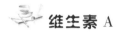 **维生素 A**

维生素 A 的化学名为视黄醇，又叫抗干眼病维生素，饮食不当、吸收障碍、消耗过多以及消化系统疾病等是引起维生素 A 缺乏的原因。

营养缺乏症状

暗适应能力下降、夜盲及干眼病

维生素 A 能维持眼睛角膜正常，不使角膜退化、干燥，增强在无光中的视物能力。如果人体内缺乏维生素 A，就会影响视紫质的合成速度，并使泪腺上皮细胞组织受损，减少分泌物，从而引起干眼病。

黏膜、上皮组织改变

缺乏维生素 A 会使上皮组织分化不良，皮肤特别是臂、腿、肩、下腹部皮肤粗糙，皮肤干燥、鳞状等角化变化；口腔、消化道、呼吸道和泌尿生殖道的黏膜失去滋润、柔软性，使细菌易于侵入；幼儿还易引发支气管肺炎等。摄入不足，患有胃肠炎是缺乏维生素 A 的主要原因。

生长发育受阻

缺乏维生素 A 使生长发育受阻尤其常见于少年儿童，首先影响骨骼发育，其次齿龈会产生增生与角化，并影响牙釉质细胞发育，使牙齿停止生长。

出现粉刺

维生素 A 还是丘脑、脑垂体等重要内分泌激素的营养成分。当女性体内缺乏维生素 A 时，丘脑、脑垂体不能对卵巢发出正常分泌激素的指令，致使卵巢功能低下，雄性激素相对增加，皮肤容易长粉刺，影响皮肤的美观。

营养来源

维生素 A 广泛存在于动物性食品和植物性食品中，其中动物肝脏是含维生素 A 最多的食物。另外，全脂的牛奶制品、奶酪、黄油中也含有很丰富的维生素 A。同时，在蛋类、鱼类及贝类中也都含有大量的维生素 A。

事实上，通常人们每日所需要的维生素 A 有 60% 是由胡萝卜素提供的。胡萝卜素广泛存在于蔬菜与水果中，尤其是深绿色叶蔬菜、黄色蔬菜以及黄色水果等。

维生素 A 是脂溶性的，所以与油脂相溶后吸收率就会提高。因此，蔬菜要用油烹饪后，其中的胡萝卜素才会更好被人体吸收。另外，胡萝卜素与维生素 C、维生素 E 一起摄取可以提高抗氧化的功效，在体内发挥的效果持续时间长。

B 族维生素

维生素 B 旧称维他命 B，是 B 族维生素的总称，它们常常来自于相同的食物，摄入不足、需要量增加、加工烹调方式不当、胃肠疾患是维生素 B 缺失的原因。

营养缺乏症状

缺乏维生素 B_1

引起嘴角开裂，溃疡，口腔内黏膜发炎，眼睛易疲劳。同时也会对音响有过敏性反应，小腿有间歇性的酸痛。

缺乏维生素 B_2

会引起头痛，易疲劳，呕吐，肌肉酸痛；嘴角破裂溃烂，出现各种皮肤性疾病，手脚有灼热感；还会对光有过度敏感的反应。

缺乏维生素 B_3

除了情绪低落，肠胃不适，手脚麻木，脚气病；还有舌头红肿，口臭，口腔溃疡等症状。

缺乏维生素 B_5

引起口疮，记忆力衰退，失眠，腹泻，疲倦，血糖过低等。

缺乏维生素 B_6

引起肌肤老化，神经过敏，失眠，贫血，抽筋，头痛，呕吐，暗疮，肾结石，糖尿病；还有舌苔厚重，嘴唇浮肿，头皮特多，口腔黏膜干燥。

维生素 B_{11}（叶酸）缺乏

舌头红肿，贫血，消化不良，疲劳，头发变白，记忆力衰退；除此之外，还会导致恶性贫血。怀孕时缺乏叶酸会导致出血，流血，流产，婴儿夭折。维生素 B_{11} 缺乏时血液中胆固醇含量也会增高。

维生素 B_{12} 缺乏

引起疲倦，精神抑郁，记忆力衰退，恶性贫血等；还会使行动失去平衡，身体时有间歇性不定位置痛楚，手指及脚趾酸痛。

营养来源

B 族维生素的最实用来源就是粗粮、豆类和薯类。在各种食物中，不同食物所富含的 B 族维生素不同，我们可根据自身需要进行补充。

①含有丰富维生素 B_1 的食品：小麦胚芽、猪腿肉、大豆、花生、

里脊肉、火腿、黑米、鸡肝、胚芽米等。

②含有丰富维生素 B_2 的食品：七腮鳗、牛肝、鸡肝、香菇、小麦胚芽、鸡蛋、奶酪等。

③含有维生素 B_6、维生素 B_{12}、烟酸、泛酸和叶酸等食品：肝、肉类、牛奶、酵母、鱼、豆类、蛋黄、坚果类、菠菜、奶酪等。

其中的维生素 B_1 在人体内无法贮存，所以应每天补充。

B 族维生素若想全部摄取比较困难，但是认真选择食物就可以简单且方便的摄取。上述含有维生素 B 的食物可以分为①和②③两组。看看上述分类就可以明白，②和③含在大体相同的食物中。因此①作为一组食物，②和③合在一起形成一组食物，组合选择两组食物，基本上可以把 B 族维生素摄取到手。

另外，选择维生素片剂时，要选择那些不只含有维生素，还含有微量元素的片剂，因为我们身体缺少许多微量元素。服用维生素还要注意剂量问题，因为剂量对于健康人和病人有很大差别的。因此，选择正确剂量的维生素必须要询问医生，不能任意服用。

维生素 C

维生素 C 是一种抗氧化剂，保护身体免于自由基的威胁，维生素 C 同时也是一种辅酶。摄取量不足，吸收不良、肠道细菌生长抑制、需要量增加是缺乏维生素 C 的主要原因。

营养缺乏症状

坏血病

血管壁的强度和维生素 C 有很大关系。当体内维生素 C 不足，微血管容易破裂，血液流到邻近组织。这种情况在皮肤表面发生，产生淤血、紫癜；在体内发生则引起肌肉疼痛和关节胀痛。

贫血

维生素 C 可使三价铁还原为二价铁，促进食物铁的吸收和铁蛋白的储存；还可使叶酸还原为具有活性的四氢叶酸，促进红细胞成熟和增殖，故维生素 C 缺乏时，易致贫血。

出血症状

缺乏维生素 C，开始常出现皮肤淤斑，以四肢为多，牙龈出血伴黏膜溃疡，牙齿松动，以后出血倾向加重，可有眼眶下出血、血尿、便血，甚者颅内出血。

骨骼病变

缺乏维生素 C 经常出现骨膜下出血及骨骺脱位，引起局部疼痛肿胀、压痛，但不发红，多见于下肢，尤其是股骨远端及胫骨近端（膝关节处）。肢体屈曲，大腿平放呈现假性瘫痪。小儿表现害怕人抱。肋软骨相交处有隆起，形成与佝偻病不相似的肋串珠（维生素 C 缺乏引起的肋串珠，其凸出部的内侧向下凹陷，隆起处较尖锐）。

其他

常伴有营养不良、反复感染、伤口愈合慢。

营养来源

维生素 C 又叫抗坏血酸，主要来源于新鲜水果和绿叶蔬菜中，鲜菜如花菜、辣椒、荠菜、四季豆、苦瓜、菠菜、白菜等，干豆中不含有维生素，但豆类发芽后，如豆芽、豌豆苗和蚕豆芽中也含有很高的维生素。

新鲜水果中柑橘、柿子、柠檬、橙、杨梅等含量丰富。酸枣含有很高的维生素 C，每 100 克中 800～1000 毫克，被称为水果中的维生素 C 大王。动物性食物含维生素 C 很少。

维生素 D

维生素 D 为固醇类衍生物，具抗佝偻病作用，又称抗佝偻病维生素。日常照射不足、维生素 D 摄入不足、生长过速以及其他疾病的影响是导致缺乏维生素 D 的原因。

营养缺乏症状

缺乏维生素 D 容易导致眼部疾病

维生素 D 与眼睛健康也有密切关系，缺乏时可引起先天性带状白内障、儿童高度近视、手足搐搦性白内障、顽固性睑缘炎、角膜实质炎、角膜溃疡、水泡性角膜炎或眼睑痉挛。

儿童缺乏维生素 D 对牙齿影响较大

儿童缺乏维生素 D，最为明显的表现是出牙晚，一般可延至 1 岁出牙，或 3 岁才出齐。严重者牙齿排列不齐，釉质发育不良。

孕妇缺乏维生素 D，胎儿骨骼不正常

维生素 D 对胎儿骨骼的形成极为重要，维生素 D 缺乏，胎儿的骨骼不能正常钙化，造成低钙血症和牙齿发育的缺陷，使骨骼变软，容易弯曲，同时也影响神经肌肉、造血和免疫器官组织的功能。

营养来源

人体维生素 D 主要来源于皮肤中的 7-脱氢胆固醇，经日光中的紫外线照射转变为胆骨化醇，即内源性维生素 D_3。进行户外活动时，只要人体接受足够的日光，体内就可以合成足够的维生素 D；另一来源是从摄入的食物中获得，如脂肪含量高的海鱼和鱼卵、动物肝脏、蛋黄、奶油和奶酪中相对较多，而瘦肉、奶、坚果中含微量的维生素 D，植物性食物如植物油、蘑菇中所含的麦角固醇须经紫外线照射后变为可被人体吸收的骨化醇即维生素 D_2。

维生素 E

维生素 E 旧称维他命 E，又名生育酚或产妊酚。在食用油、水果、蔬菜及粮食中均存在。食物供应严重不足、吸收利用降低、维生素需要量相对增高以及不合理使用抗生素是维生素缺失的原因。

营养缺乏症状

孕妇缺乏维生素 E，容易早产。

孕妇缺乏维生素 E 是造成早产的主要原因。胎儿在母亲的子宫里，氧气很少，出生后接触氧气多了，如果缺乏维生素 E，大量的主要脂肪酸就会受到破坏，细胞也会迅速受损。

心力衰竭

维生素 E 缺乏可引起骨骼肌损害，有时心肌损害合并心电图变化，病理改变，甚至会出现心力衰竭。

产生色斑

维生素 E 缺乏时，会使脂肪酸与氧混合，造成细胞破裂。细胞混合的氧越多，衰老得越快，不饱和脂肪酸会被氧气破坏，留下褐色的斑。

免疫力降低

维生素 E 的缺乏对人类或动物的免疫功能均有影响，不仅是体能免疫降低，而且对细胞免疫也有很大影响。

男性不育

男性如果缺乏维生素 E，精子的数量就会减少，质量就会下降，甚至导致无精子，不能生育。反之，充足的维生素 E 会使精子的数量增加，质量提高，受孕的机会更大。

营养来源

维生素 E 是一种脂溶性维生素，主要存在于植物性食物中，尤以植物油中含量较多。含维生素 E 最多的是麦胚油，其他如玉米油、芝麻油、棉籽油、豆油都含有较多的维生素 E。蔬菜中的卷心菜、菠菜、龙须菜和米面也含有一定量的维生素 E。动物性食物中的牛奶、鸡蛋、鸡肉等也含有少量的维生素 E。正常乳中维生素 E 含量很少，而人和牛的初乳中维生素 E 比正常乳高 10 倍，这对新生儿维生素 E 的供给很重要，故初乳不应丢弃。另外，人造黄油中的维生素 E 含量也比较高。

根据粗略计算，我们膳食中维生素 E 的来源，有 64% 来自植物油，11% 来自蔬菜、水果，其中主要来自绿叶菜。膳食中的维生素 E 只有 7% 来自谷物，谷物中维生素 E 有 90% 在碾磨加工中损失。值得一提的是，糙米中维生素 E 的含量比精米高 6.25 倍。从食物中获取维生素 E 是比较简便的方法，但有些食物中的维生素 E 不容易被人体吸收，这就需要补充食物以外的维生素 E，遵照医嘱服用维生素 E 片剂。

维生素 K

维生素 K 又叫凝血维生素，是维生素的一种，具有防止新生婴儿出血疾病、预防内出血及痔疮、减少生理期大量出血、促进血液正常凝固的作用。黄疸、肝脏病、消化功能障碍、长期服用磺胺等药物和广谱抗生素、孕妇在妊娠期使用不当药物以及不良生活习惯，都能造成维生素 K 缺乏。

营养缺乏症状

凝血功能障碍

维生素 K 在凝血过程中起重要作用，缺乏时可引起维生素 K 依赖性凝血因子（凝血酶原、因子Ⅶ、Ⅸ和Ⅹ）缺乏，这些因子需由维生素 K 参与，在肝合成，通过细胞膜释放至细胞外。严重缺乏时常出现自发性出血。

新生儿出血

新生儿出血又称新生儿黑粪症、新生儿低凝血酶原血症、维生素 K 缺乏症等，多在出生后 2~6 天出现。主要因为维生素 K 缺乏所致。

营养来源

维生素 K 广泛分布于食物中，各种食物中维生素 K 的含量不同。

依食物中维生素 K 的含量情况将食物分为丰富、良好、一般和微量 4 个等级。

丰富来源：苜蓿类植物和萝卜缨、绿茶、莴苣、花茎、甘蓝、牛肝、菠菜。

良好来源：芦笋、咖啡、奶酪、燕麦、黄油、猪肝。

一般来源：青豌豆、牛油、火腿、青豆、蛋类、猪里脊、桃、鸡肝、牛肉、葡萄干。

微量来源：香蕉、面包、苹果汁、玉米、玉米油、牛奶、柑橘、土豆、南瓜、番茄和小麦面。

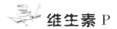 **维生素 P**

维生素 P 是由柑橘属生物类黄酮、芸香素和橙皮素构成的。复合维生素 C 中都含有维生素 P，也是水溶性的。它能防止维生素 C 被氧化而受到破坏，增强维生素 C 的效果。不经常食用含维生素 P 的水果、食物水煮时间过长、将维生素片剂长时间放在阳光下照射是造成维生素 P 缺失的原因。

营养缺乏症状

毛细血管脆弱

一旦缺乏维生素 P，则会导致毛细血管脆弱，比如牙龈出血、瘀伤等。

营养来源

维生素 P 类化合物包括黄酮、芸香素、橙皮素等，属于水溶性维生素。

柑橘类（柠檬、橙）的白色果皮部分，杏、荞麦粉、樱桃等是维生素 P 的主要来源。维生素 P 与维生素 C 共存于水果蔬菜中，所以，经常吃新鲜水果蔬菜的人不需要另外补充维生素 P。

矿物质缺乏自查

 钙

钙是人体中含量最高的无机盐，是构成牙齿和骨骼的主要成分。人体9%的钙分布在牙齿和骨骼。体内钙质流失、摄入的钙不足是钙缺失的主要原因。

营养缺乏症状

高血压

钙结合在细胞膜上可降低细胞通过透性，提高兴奋阈，使血管平滑肌松弛，而且钙能阻断钙通道，使细胞外的钙离子不能进入细胞内，高钙可对抗高钠所致的尿钾排泄增加。40%的血压升高与甲状旁腺有关，它所产生的一种耐高热的多肽物质，是引起高血压的罪魁祸首，称为"致高血压因子"。"致高血压因子"的产生受低钙饮食刺激，而高钙饮食能抑制其产生。如果体内缺乏钙，导致人体部分功能异常，从而引发高血压。

冠心病

许多研究表明，钙还能降低血液中胆固醇的浓度，从而起到保护心脏的作用。有人观察，让胆固醇含量较高的男子食用含钙量低的食物10天（每天410毫克钙），检查他们胆固醇含量；然后再让他们吃含钙量高的食物（每天2200毫克钙），检查结果显示高钙食物能减少胆固醇总量的6%，其中低密度脂蛋白减少11%，而对人体有益的高密度脂蛋白数量则保持不变。长期严重缺钙会引发冠心病。

尿路结石

蔬菜中含有大量草酸盐。进入人体后，草酸盐与钙结合成草酸钙随粪便排出，如果钙摄入不足，会使多余草酸盐经肠腔吸收而进入血液，再由肾脏排出。如果人体长期处于负钙平衡状态，肾脏细胞不可避免会出现细胞反常钙内流损伤，肾脏回吸收功能减退，尿钙排出增多。高钙尿液与尿中草酸盐结合，形成大大小小草酸钙结石。如果采取补钙措施，尤其是补充水溶性钙剂，那么，钙在胃肠道中与饮食中草酸盐结合成草酸钙随粪便排出。另外，补充足量的钙可扭转负钙平衡，肾脏回吸收功能正常，尿钙排出减少，结石的可能性也减少。

结（直）肠癌

高脂饮食会过度刺激胆汁的分泌，过量的脂肪酸和胆汁酸是引起结（直）肠细胞癌变的触发剂。有研究证明，患有结肠直肠癌的病人，血清胆汁酸的含量比正常人高出 1 倍以上，而癌变细胞中胆汁酸含量比正常细胞高 3 倍以上。如果用高胆汁酸的饲料喂小白鼠，结（直）肠癌的发生率明显增加。补充足量的碳酸钙，钙离子与脂肪酸和胆汁酸结合，形成不溶性脂肪酸钙和胆汁酸钙随粪便排出，从而消除癌变的触发因子，就能阻抑肠细胞癌变。

手足搐搦症

这种疾病是因婴幼儿体内缺少维生素 D 使肠道对钙、磷的吸收发生障碍所致。另外由于甲状旁腺未能及时分泌更多甲状旁腺素，以致血钙降低，引起神经肌肉的兴奋性增高，出现全身惊厥、手足痉挛和喉痉挛，常伴有阵发性呼吸暂停和短时间窒息，引起缺血缺氧性脑损伤。

骨质疏松

人体因长期缺钙引起负钙平衡的另一个严重后果是骨质疏松。骨质疏松症早期往往没有症状和体征，X 线检查又不易发现，所以长期以来不被人们注意。即使病情加重，主要表现为骨痛和骨质增生，常常不被医生所认识，往往误诊为腰肌劳损，或是关节炎。随着病情加重，骨量丢失到骨峰值的 30%～50% 时，骨骼变脆，稍有不慎就可造成骨折。

营养来源

乳类食物是钙的良好来源，不但，含量丰富，而且容易吸收，这是其他食物无可比拟的。豆类食物中钙含量也较为丰富，是膳食中钙的另一个来源。

另外，适当的户外活动可以增加钙的吸收。因为维生素 D 对促进钙吸收起着重要的作用，坚持一定量的体力活动，可减少尿钙的排出，增加骨钙的储留。

 铬

铬元素在人体存在并起着一定生理作用，在机体的糖代谢和脂代谢中发挥着特殊作用，人体对无机铬吸收利用率极低，不到1%，但对有机铬的利用率可达10%~25%。摄入不足或消耗过多以及人体对铬消耗的增加是铬元素缺乏的原因。

营养缺乏症状

冠心病

心血管疾病发病与糖代谢、脂代谢和胆固醇代谢有密切关系，铬参与糖代谢和脂代谢，因此冠心病的发生和发展与铬有关。铬是体内胰岛素受体间的"桥梁"，称为"糖耐量因子"。铬的缺乏导致糖和脂肪代谢障碍，间接导致冠心病。

糖尿病

糖尿病是一种内分泌疾病或慢性代谢紊乱疾病。其内分泌改变主要是由于胰岛素分泌不足，引起糖、脂肪、蛋白质以及维生素、水和电解质的代谢紊乱。铬参与糖代谢，胰岛素是糖代谢紊乱的关键物质，而胰岛素的分泌和发挥作用，又必须有铬参加。糖尿病患者血铬比正常人低，补充铬后即可加速血糖运转，从而使血糖下降，病情稳定。

营养来源

　　铬的丰富来源有干酪、蛋白类和肝。良好来源有苹果皮、香蕉、牛肉、啤酒、面包、红糖、黄油、鸡肉、玉米粉、面粉、土豆、植物油和全麦。一般来源有胡萝卜、青豆、菠菜、柑橘和草莓。微量来源有大部分的水果和蔬菜、牛奶及糖。

 磷

　　磷是人体中含量较多的元素之一，存在于人体所有细胞中，是维护骨骼和牙齿的必要物质，几乎参与所有生理上的化学反应。磷还能使心脏有规律跳动，维持肾脏正常功能和传递神经冲动。钙过量摄入、给婴儿喂食牛奶、常食产自缺磷土壤的高纤维膳食是缺乏磷的主要原因。

营养缺乏症状

　　如果缺磷，则骨髓、牙齿发育不正常，易患骨质疏松、软化、容易骨折或患小儿佝偻病，食欲不振、肌肉虚弱。

营养来源

　　磷在食物中存在也很广泛。磷的丰富来源有可可粉、棉籽粉、鱼粉、花生粉、西葫芦籽、南瓜籽、米糠、大豆粉、向日葵、麦麸。良好来源有牛肉、干酪、鱼、海产品、羊肉、肝、果仁、花生酱、猪肉、禽肉和全谷粉。一般来源有面包、谷物、干果、蛋类、冰淇淋、牛奶、大多数的蔬菜和白面粉。微量来源有脂肪、油、果汁、饮料、新鲜水果和糖。

　　如果钙、铁、铝、镁等吸收过多，会干扰磷的吸收。谷物中的磷多以植酸形式存在，它与钙结合成不溶解、不能被吸收的盐。

镁

镇是构成人体骨骼的重要成分，其中 60%～65% 存在于骨骼及牙齿中，27% 分布于软组织，血细胞中也含有镇，对维持骨细胞结构、功能完整和维护其他重要生理功能有重要作用。不良的生活习惯如偏食，很多疾病如肥胖、高血压等都能引起镇缺乏。

营养缺乏症状

心血管疾病

现代医学证实，镇对心脏活动具有重要的调节作用。如果某一地区被测者尿中的镇含量越低，该地区人群中高血压、脑中风的发病率越高。

偏头痛

偏头痛是一种比较常见的疾病。当体内镇元素缺乏时，神经细胞的正常功能就会发生障碍，从而导致偏头痛。

癌症

美国癌症研究所的伯格博士通过大量的研究证实，镇元素与癌症的发病率呈相反关系。凡是土质含镇量高的地区，癌症发病率偏低；含镇较少的地区，癌症发病率较高。

痛经

痛经是女性中较为常见的现象。痛经患者有 45% 体内的镇水平明显低于正常人，其含量在平均值以下。镇是人体细胞内第二重要阳离子，具有许多特殊功能。镇不但能激活体内多种酶、调节神经功能、维持核酸结构的稳定、参与蛋白质合成、调节体温，还能影响人的情绪。镇缺乏会使人情绪趋于紧张，从而增加紧张激素的分泌，导致痛经的发病率增高。

营养来源

镁的丰富来源有海参、榛子、西瓜子、鲍鱼、燕麦片、小茴香、小米、苋菜、葵花籽、虾皮、砖茶、绿茶、花茶、海蜇皮、黄豆、木耳、海米、咖啡、可可粉、棉籽粉、花生粉、黑芝麻、大豆粉。

良好来源有绿豆、青豆、芸豆、口蘑、海带、豆腐粉、小豆、黑米、香菇、蚕豆、莲子、干贝、姜、金针菜、豌豆、坚果、花生酱、全谷物（如小麦、大麦和燕麦等）。

一般来源有香蕉、牛肉、面包、玉米、鱼及海产品、猪肉及大多数绿叶蔬菜。

微量来源有卷心菜、茄子、蛋类、动植物油脂、冰淇淋、大多数水果、糖和香肠等。

 铁

铁是人体内合成血红蛋白的主要原料之一。铁还是人体内氧化还原反应系统中一些酶及电子传递的载体，也是过氧化氢酶和细胞色素等的重要组成部分。铁的需要量增加而摄入不足，失血，尤其是慢性失血是缺铁的主要原因。

营养缺乏症状

巩膜发蓝

人的巩膜是由胶原组织构成的，铁是合成胶原纤维的重要辅助因子。体内缺铁，胶原合成不足，巩膜就变薄，无法有效的遮盖眼球内棕黑色的脉络膜，在自然光下看眼睛就呈现蓝色。

贫血

缺铁可导致肝脏发育减慢，进而发生缺铁性贫血。

少微笑

体内缺铁会导致组织细胞内缺氧而使活动能力下降，出现不爱笑、疲倦等症状。

食欲不振

人体缺铁会导致胃肠道的血氧供应不足，造成胃肠功能动力不足，消化不良，严重影响食欲。

女性不孕

女性体内缺铁会出现月经不调引起经痛、不孕、流产。对于孕妇来说，缺铁会造成胎儿在母体内发育迟缓，出现低体重儿、畸形儿甚至会造成胎儿死亡。

男性性欲淡漠

缺铁性贫血可造成男性体内雄性激素分泌的变化，使男性容易乏力、腰膝酸软、性欲淡漠、少精不育、阳痿早泄等症状。

营养来源

铁的丰富来源有牛肾、鱼子酱、鸡内脏、可可粉、鱼粉、动物肝脏、土豆、精白米、黄豆粉、麦糠、麦胚和小麦黄豆混合粉。

良好来源有牛肉、红糖、蛤肉、干果、蛋黄、猪和羊肾脏。

一般来源有芦笋、豆类、鸡、强化面包、鱼、羊肉、扁豆类、花生类、豌豆类、香肠、午餐肉、菠菜和全蛋。

微量来源有干酪、脂肪、油、新鲜水果、罐头类水果、冰淇淋、牛奶、许多新鲜蔬菜和罐头蔬菜、酸奶和糖。

 铜

铜是人体健康不可缺少的微量营养素，是人体内血蓝蛋白的组成元素，对血液、中枢神经和免疫系统，皮肤、头发和骨骼组织以及脑和肝、心等内脏发育和功能有重要影响。供给不足，铜吸收不良是铜缺失的主要原因。

营养缺乏症状

骨质改变

缺铜后胶原蛋白及弹力蛋白形成不良，骨质中胶原纤维合成受阻，骨骼发育受限制，表现为骨质疏松，易发生骨折。

冠心病

缺铜会引起心肌细胞氧化代谢紊乱，发展下去产生病理变化。缺铜时可引起心肌细胞氧化代谢紊乱，线粒体异常。

女性不孕症

铜既能干扰卵巢铜受体部位和线粒体膜的通透性而影响排卵，又能促使花生四烯酸转变为前列腺素而刺激影响输卵管纵形和环形平滑肌收缩的振幅和频率。铜缺乏时可抑制输卵管蠕动，妨碍卵子和受精卵的运动而导致不孕。

贫血

贫血的发生是由于铜影响了铁的吸收、运输、利用及血红蛋白与细胞色素系统的合成，进而引起缺铁性贫血。

营养来源

食物中铜的丰富来源有口蘑、海米、红茶、花茶、砖茶、榛子、葵花籽、芝麻酱、西瓜籽、绿茶、核桃、黑胡椒、可可、肝等。

良好来源有蟹肉、蚕豆、蘑菇（鲜）、青豆、小茴香、黑芝麻、大豆制品、龙虾、绿豆、花生米、黄豆、土豆粉、紫菜、莲子、芸豆、香菇、毛豆、面筋、果丹皮、茴香、豌豆、黄酱、金铁菜、燕麦片、栗子、坚果、黄豆粉和小麦胚芽。

一般来源有杏脯、绿豆糕、酸枣、番茄酱、青梅果脯、海参、米花糖、香蕉、牛肉、面包、黄油、蛋类、鱼、花生酱、花生、猪肉和禽肉。

微量来源有巧克力、豌豆黄、木耳、麦乳精、豆腐花、稻米、动物脂肪、植物油、水果、蔬菜、奶及奶制品和糖。

硒

　　硒元素是人体重要的微量元素，对维持人体正常生理功能和代谢有重要作用。硒浓度的平衡对许多器官组织的生理功能有着重要的保护作用和促进作用。缺硒时，机体免疫功能降低，而体内自由基产生增多，容易发生癌症和其他疾病。摄入不足、不良生活习惯、不当药物的使用以及人体的消化、吸收功能降低是硒元素缺失的原因。

营养缺乏症状

未老先衰

　　人体中有一种非常重要的抗氧化剂，即谷胱甘肽过氧化物酶，硒是这种酶的催化中心。该酶能抗细胞膜上脂质的过氧化作用，防止自由基和过氧化物的过量生成和积累。如果机体缺硒，该酶的活性下降，大量生成的自由基就会使细胞膜遭到破坏，最终导致细胞瓦解和组织死亡。自由基还促使机体老化，形成不能被细胞代谢的物质脂褐素。随着年龄增长，或机体缺硒，机体抗氧化能力逐渐降低，细胞内的脂褐素可在心脏、肝脏、特别是脑组织中积累，导致心脏病，神经功能不全，记忆力障碍和肝功能易受损害等疾患。

易感染病毒

　　人体缺硒时，感染高致病病毒性疾病的危险明显增大。此外，人体在缺硒的情况下，普通病毒的致病性会增强。一些病毒，如普通感冒病毒、艾滋病病毒、埃博拉病毒、天花病毒和肝炎病毒，都对缺硒有敏感性。例如迈阿密大学的研究证明，与体内含硒酶的艾滋病感染者相比，体内缺硒的艾滋病感染者的死亡率要高出20多倍。

营养来源

　　在日常生活中，饮食是补硒的主要来源。谷物中小麦、玉米和大麦所含的硒化合物为硒代蛋氨酸。在蔬菜中，大蒜、洋葱、西兰花、甘蓝等属于富硒的植物，它们所含的硒化合物为甲基硒代半胱氨酸，它更容易转化成具有抗癌作用的硒代甲醇。

需要指出的是，硒同时是一种有毒元素，因此硒的每日总摄入量不能超过 450 微克的最高允许量。

 锌

锌是人体必需的微量元素，人体各个细胞都含有锌，3% ~ 5% 的锌存在于白细胞中，其余多数都存在血浆中。锌与大脑的发育和智力有关，并对机体的性发育、生殖细胞的生成、性功能发育起到举足轻重的作用。摄入不足、吸收的障碍、丢失增加是锌缺失的主要原因。

营养缺乏症状

骨质疏松

锌主要分布于骨矿物中，也分布于胶原基质和细胞内，使骨钙含量和碱性磷酸酶活性增加，缺锌可引起骨吸收增加，骨吸收随尿锌排泄的增加而加强，是引起骨质疏松的原因之一。

影响儿童智力发育

锌在脑中含量居第四位，对维持脑的发育及其正常功能具有重要作用，与核酸蛋白质合成有关。许多酶均为含锌酶，缺锌时脑组织中脱氧核糖核酸合成减少可致三碘甲腺原氨酸减少，延迟脑神经纤维髓鞘的形成。缺锌可使脑内超微结构及神经递质的水平改变，缺锌时脑内儿茶酚胺的含量增高可导致神经精神症状，如神经性厌食、抑郁症等。缺锌使神经递质的反应性全面降低，包括记忆力和学习能力降低，睡眠和嗅觉异常，注意力下降、紧张、压抑、情绪多变、多动和探索活动减少等。此外还影响视觉和听觉，使小儿出现幻觉、神经过敏等。

营养来源

锌的丰富来源有面筋、米花糖、芝麻南糖、口蘑、牛肉、动物肝脏、调味品和小麦麸。

良好来源有蛋黄粉、西瓜籽、干贝、花茶、虾、花生酱、花生、猪肉和禽肉。

一般来源有鱿鱼、豌豆黄、海米、香菇、银耳、黑米、绿茶、红茶、牛舌、猪肝、牛肝、豆类、金针菜、蛋、鱼、香肠和全谷制品（如小麦、大麦和燕麦等）。

微量来源有海参、枣、黄鳝、木耳、大葱、甜面酱、酸梅晶、玉米粉、麦乳精、饮料、动物脂肪、植物油、水果、蔬菜、奶和糖。此外，大多数地区饮水中也含有少量的锌。

不同食物中锌的生物学效价相差甚大。肉和海产品中有效锌比蔬菜中的高。锌的功能受谷物和豆类中的植酸、菠菜中的草酸、高钙、高纤维、铜和某些罐头食品中的螯合剂所影响，因而应注意这些食品对锌的不利作用。

第五章
盲目加养料，营养也会变毒药

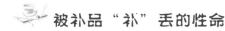 被补品"补"丢的性命

秋季是进补的黄金期，很多人在秋季会选择许多补品来进补。不少人在广告的引诱下，不惜花大价购买补药，非旦达不到预期的效果，很多情况下还会对身体产生不良影响。

每个人都希望自己身体健康、延年益寿，于是就想着采用滋补的方法来满足自己的意愿。需要注意的是无病或者体健者经常服用保健品，不但达不到效果，还会对身体有害，更有甚者会因为补品而丢掉性命，所以滋补前要掌握好自己的体质，有针对进补。

很多补品具有激素的作用，如果儿童乱食这类补品，就容易出现早熟，提前进入青春期，导致骨骼提早闭合、身材矮小、发育不协调等。如果长期服用，还会导致小儿神经系统有中毒的表现，如烦躁不安、兴奋激动等。所以对于生长发育期的儿童，绝不能滥用人参、灵芝、鹿茸等补品。

总而言之，适当服用一些保健品或补品，对改善病情会起到一定的积极作用，但要注意对症下药和适可而止，最好咨询医生，自己不要盲目决定。

营养课堂
进补关键要对症，不在于补品价格高低。

红参（高丽参）：红参性温，南方人热性体质人多，并不适合吃红参；东北人生活环境较冷，适合吃红参。如果乱用红参，可能出现亢奋、睡不好、易产生饱胀感、吃不下东西等不良反应。

西洋参：与红参相比，西洋参偏凉性，更适合上海人热性体质。普通人参性平，不温不热，而西洋参除了能补气外，还能补阴，对内热人群最合适不过。但市场上西洋参质量鱼龙混杂，大都只能起到普通人参补气的效果，补阴不明显。如果西洋参补得过量，可能拉肚子。

山参：常吃特价参须效果很好。好的山参补气作用很强，但价格较高。一般山参在 300～400 元/克，个别甚至超过 600 元/克。对普通人而言，用山参进补，性价比不高。但如选用普通参须，在医生指导下坚持吃，效果很好。

鹿茸：鹿茸是种很温和顺养的补品，可用于男女肾虚、性欲减退、性激素下降、女性月经少、浑身怕冷等，还适合再生障碍性贫血等人群。鹿茸温热作用非常强，如自行乱用，过量后可能会流鼻血。最好请医生指导，控制用量。

虫草：虫草对补肾、补肺效果较明显，过量用虫草，可能会过热。把虫草单纯当补品使用并不合算，但对手术后接受放化疗的肿瘤病人，如体虚，家庭经济条件好，可尝试。

阿胶：3~5 年阿胶效果最佳。阿胶不温不凉，能补肝养血。新阿胶偏热性。由于阿胶是胶体，肠胃道不好的人不可随意服用，否则可能伤胃。

枫斗：放疗病人服用更加有效。枫斗是补阳的补品。由于枫斗有生津作用，适合口干病人，能治津亏。对鼻咽癌患者，在鼻咽腺体被杀灭后，可缓解、治疗口干、咽燥等。肺癌病人可以此治阳虚，长期放疗病人也适合使用。肠胃癌病人并不适合吃，吃了过凉，反而会拉肚子。

燕窝：燕窝具有养阳润肺作用，但只有长期吃才能见效。

三七：三七的主要作用是活血，但三七也可能有副作用，过量使用可能伤胃，甚至引起胃出血。消化病病人在使用三七时，需合理治疗；冠心病等心脏病病人也不能长期滥用。

哈士蟆：哈士蟆有补阴、补肺作用，适合肺结核病人使用，但相对而言，价格比较高。

 ## 你是一个需要进补的男性吗？

无论你是风华正茂的 20 岁，还是自我感觉良好的 30 岁，或者需要可持续发展的 40 岁，是男人都需要进补。不少人觉得只有女性才需要进补，其实这种想法并不正确，男人天生该滋补，因为男人对能量的需求比女人高。

男人作为家庭和社会的支柱，最容易透支的就是健康，而饮食则是身体能够承受重任的基础。如果你是贪杯的男人，你应该注意呵护你的心肝，最好是彻底戒酒。在工作应酬时，应本着能不喝就不喝，能少喝就少喝的原则，尤其不要空腹喝酒。在酒前、酒中、酒后还要分别对待：酒前吃水果或喝新鲜的果汁来补充身体中的维生素 C，饮酒当中来杯酸奶，以稀释酒精的浓度和有毒物质，保护好你的肝；酒后回到家中马上服用保肝、解酒的药物或食物。

如果你是应酬多的男人，面对平时工作压力大，精神紧张易疲劳，失眠，而且一般运动较少的情况，你应该每天晚上进食有安神、利尿、宁心之功效的食品或补品。比如用莲子、芡实和大米熬制成粥，莲子可以健脾宁心，芡实能够健脾补肾，常喝能够缓解压力、防止因工作紧张造成的失眠等不适。

营养课堂

番茄红素让前列腺更健康。这种天然类胡萝卜素主要存在于番茄、西瓜、葡萄柚等红色食品中，它可以清除前列腺中的自由基，保护前列腺组织。一个成年人每天食用 100~200 克番茄，就能满足身体对番茄红素的需要。番茄红素需要经过加热和油脂烹调后，才能更易于人体充分吸收，因此吃熟番茄才能起到作用。

锌提高精子质量。男性应经常吃点海产品，一个小小的蚝或 2~3 个牡蛎就可以为一个正常男人提供全天所需的锌。含锌丰富的食物还有鱼、猪肝、牛肉、虾、贝类、紫菜、芝麻、花生、黄豆和豆制品。

维生素 E 保护心血管。粗粮、坚果、植物油中都含有维生素 E，因此提倡男士们多吃这类食物。

在日常生活中，男性也不能忽视其他营养素的摄入。含镁食物有助于降低血压、提高男性的生育能力，建议男士在早餐中加入牛奶燕麦粥和香蕉；脾气暴躁者可以借助于牛奶、酸奶、奶酪等富含钙的食品平和心态；精神紧张者，每天可吃 3~5 枚鲜枣补充维生素 C 来应付紧张的工作；全麦面包富含 B 族维生素，有助于缓解压力。

你是一个需要进补的女性吗？

忙碌的工作节奏和不规律的饮食习惯常常令女性们面如菜色、四肢无力。在忙着为自己的工作加速度时，是不是也该为自己的健康加加油呢？忙碌的女性可以对照以下几点，看看自己是否是一个需要进补的女性。

用眼疲劳女性

长时间从事文字工作或经常操作电脑的女性，最常见症状是眼睛疲劳、干燥，应该多吃一些鱼肉、猪、牛、羊及鸡、鸭等畜禽肝脏、韭菜、鳗鱼、乳制品、蛋类食品等富含维生素 A 的食物，有益于眼睛，但血脂及胆固醇偏高的女性应少食或不食。同时，胡萝卜、红薯、橘子、柚、柿子的维生素 A 含量也较高。此外，冬天在办公室可泡一杯热的枸杞子茶，又补水又补眼。

工作压力大熬夜女性

长期熬夜工作的女性易出现疲劳不堪、工作效率降低、记忆力衰退等症状。多食鱼类、牛奶、酸奶、芝麻、核桃仁、麦类、玉米、小米、橘、柚、橙、柑、柠檬等水果。

怕冷的女性

在寒冷的春节，许多女性感到全身发冷，尤其是手、足等末梢部位。要多吃羊肉、牛肉、狗肉、鸡肉、鹌鹑、大蒜、辣椒、生姜、香菜、洋葱、桂圆、栗子等温热的食物，有助于御寒。也可多吃些含碘较多的食物，如海带、海蜇、海水鱼、虾皮等。

气虚的女性

气虚的女性往往表现为气色虚弱、脸色苍白、神疲乏力、白带量多、月经周期不规律等症状。可用一些补气的药物调理，如人参、黄芪、白术、红枣、甘草用来炖鸡或排骨以补气，最好在服用之前咨询一下医生。气虚的女性在秋冬季节应该多吃萝卜、大枣、排骨汤等补气的食物；在药补方面，可以喝由黄芪、人参、白术、甘草配制的"四君子汤"。

贫血或血虚的女性

女性中绝大多数人都有血虚的症状，如经常会出现头昏、眼花、面色黯淡、失眠、多梦、月经不调等现象，而且血虚体质的人往往形体瘦弱，身体素质较差。可吃补血养血的食物，如菠菜、黑豆、胡萝卜、金针菜、莲藕、黑木耳、鸡肉、猪肉、羊肉、海参等；水果可选用桑椹、葡萄、红枣、桂圆等；同时也可结合中药进行药补，常用的补血中药有当归、藏红花、熟地、川芎、白芍、阿胶等。

对于由于忙碌而患有月经不调或经量过多的女性，可选用人参、当归、川芎、黄芪等中药，也可选用乌鸡白凤丸、阿胶补血浆等中成药；也可多吃海参、鱼虾、红枣、猕猴桃、葡萄、桂圆、芝麻、菠菜等食物。

营养课堂

"白领"女性有着与男性或其他阶层女性不同的营养需要。在进补的时候，需要注意以下几个方面。

首先，注意减少脂肪的摄入量。少吃油炸食品，防止脂肪摄入过多，并保证维生素摄入充足。

其次，不可忽视矿物质的供给。女性在月经期，伴随血红细胞的丢失还失去了许多铁以及钙和锌，月经期，女性应服用比其他时期多一些的钙、镁、锌和铁。

再次，注意补充蛋白质。"白领"女性的工作特点是用脑，因此营养脑神经的氨基酸供应要充足。总之，脑和机体的正常活动在很大程度上取决于所需食物的质量。不平衡的营养对大脑的活动力产生不良的影响，甚至成为"白领"女性某些疾病的诱因。

 ## 分清体质虚实再进补

人们一直认为"男性需要补阳、女性需要滋阴"。这种观点是有偏颇的，一个人是需要"滋阴"还是"补阳"，应该先对自己的体质究竟是"阴虚"还是"阳虚"有所认识，然后再遵循相应的科学方法进行调养。

中医讲"春夏养阳，秋冬养阴"的原则，秋季进补是十分必要的，但进补时不可以乱补。中医的治疗原则是虚者补之，不是虚症病人不宜用补药。虚症又有阴虚、阳虚、气虚、血虚之分，在进补的时候需要认清体质虚实，注意以下四点。

不要随意服用补药。如果你是健康的平和体质，无需乱服补药，否则就会产生副作用，如过多服用人参，就会出现激动、烦躁、失眠、腹胀等"人参滥用综合征"。

平素胃肠虚弱的人，可先服用些党参、白术、茯苓、薏苡仁、扁豆、陈皮之类调理胃肠的药物，使胃肠功能正常，再由少至多地进服补药。这样机体才能较好地消化吸收；在滋补的同时，应坚持参加适当的体育运动，可促进新陈代谢。如果在感冒或其他急性病期间，应该停服补药。

总而言之，进补一定要先分清自身体质。中医讲辨证施补，虚者进补，不是虚证病人则不宜进补。即使是虚证，也要根据虚症而补，进补前最好先咨询一下专业医生，结合各种补药的性能特点，对证施用。比如，人参、鹿茸、海马，是温热药，用于热性体质就不适合了。药不是随便用的，应在医生指导下有针对性地补益，才能收到良好效果。

营养课堂

冬季虽是进补大好时机，但滋补也要按阴阳虚实使用药品，因人而异，区别对待。

气虚体质者要补气，应在医生指导下选用四君子汤、六君子汤、香砂六君子汤、香砂六味丸、补中益气汤或丸、参苓白术散、健脾丸等；或人参、党参、黄芪、山药、白术、茯苓、陈皮、炙甘草、黄精等中药或大枣、饴糖之类进补。

血虚体质者应该补血，应在医生指导下选用归脾汤或丸、十全大补汤或丸、人参养荣汤或丸、河车大造丸、乌鸡白凤丸、首乌片、胎盘糖衣片；或熟地、当归、首乌、紫河车、阿胶、白芍、桂圆、桑葚进补。

阳虚体质者应该补阳，在医生指导下选用人参鹿角胶、参茸补丸、金匮肾气汤或丸、附桂八味汤或丸、右归饮、右归丸等；或附子、肉桂、海狗肾、牛鞭、骡鞭、狗肾、蛤蚧、冬虫夏草、补骨脂、胡桃肉、杜仲之属进补。

阴虚体质应该补阴，在医生指导下选用百合固金汤或丸、养阴润肺汤或丸、沙参麦冬汤、麦门冬汤、二冬青、左归饮、左归丸、二至丸等；或生（熟）地、天冬、麦冬、枸杞、沙参、玉竹、石斛、银耳、桑寄生、百合、知母等进补。

 ## 中老年人，盲补不如不补

养生保健如今是国人的热门话题，中老年人是最热心的参与者。但是，有不少中老年人口头上注意养生，实际上不太注意，或者饮食补益方面不太注意科学合理，有诸多弊端值得一说。

人们生活水平不断提高，大鱼大肉成了人们日常生活的主餐，但这并不是正确的进补方式，特别对于中老年人，他们的基础代谢降低、分解代谢增强，同时合成代谢减低、体脂增加、肌肉萎缩，所以切忌盲目进补，以免对身体造成伤害。另外，很多补品也不适合老年人。

鸡汤中含有一定的脂肪，当患有高脂血症的病人喝多了鸡汤，就会促使血胆固醇进一步升高，引起冠状动脉硬化、动脉硬化等疾病。另外，常喝鸡汤血压也会持续升高，很难降下来。消化道溃疡的老人也不宜多喝鸡汤，否则就会加重病情；肾脏功能较差的病人也不宜多喝鸡汤，否则就会增加肾脏负担。人喝鸡汤时，一次最好不要超过200毫升，一周不要超过2次。

营养课堂

人到中老年，精血失衡，脏腑渐衰，科学地进补可以调理人体脏腑、阴阳、气血各方面的盈亏，使机体恢复平衡，正常运转。为此，我们可以参考以下一些建议，科学进补。

膏滋药是冬春进补中经常用到的一种传统中药制剂。它具有纠偏祛病、协调阴阳、补益气血、增进体力与增强抗病能力的作用。但体质虚弱的人使用时应特别注意，这类人一般消化功能较差，且伴有胸闷、泛酸、嗳气、厌食、大便稀烂或便秘、舌苔厚腻等，若服用膏滋药，更会发生食欲不振、胃部胀满等症状。体质虚弱者使用前需先用消导药（俗称开路药），如陈皮、半夏、川朴、枳壳、神曲、山楂等，连服1～2周，以运脾健胃、理气化湿，改善消化吸收功能，达到预期效果。

此外，进补者若有便秘、机体消瘦、食欲不振等现象，同样不容忽视。可服大黄制剂，使大便通畅，食欲增加，利于进补。

目前市场上的中药补品名目繁多，除传统的丸、散、膏、丹、酒剂外，还有胶囊、口服液、冲剂等，应合理选用。如补膏较滋腻，就仅适用于冬令服用，春季不适合；人参酒、十全大补酒等，胃溃疡病人就不宜服用；单味人参、西洋参的用法与疗效息息相关，如含化法虽较方便，但有效成分难以全部溶出；炖服法费时久，难以坚持；茶饮法经开水多次冲泡，浓度降低，故选用冲剂为好，且应用足剂量与用够疗程。

 ## 别把保健食品当药品

社会的发展提高了人们生活水平，保健意识也不断在提高，保健品也成为人们眼中的是非物品。当然在平时有较强的保健意识，有针对性食用保健品很好，但绝不能把保健食品当药用，保健品只有保健功能，不能起到治疗的作用。

从营养学角度来说，人们补充身体营养，调节身体机能，首先应该从饮食搭配入手，平时要注意粗粮、蛋类、鱼类、奶类、肉类、水果蔬菜等均衡营养搭配，保证身体营养均衡。而对于比较劳累或体弱多病者来说，可以在营养保健师或医师的指导下有针对性地适量服用一些保健品。

在购买或者服用保健品时，一定要按照要求服用，否则多吃或滥吃各种营养保健品，就会使身体代谢负担增加，对身体造成不必要的伤害。此外，保健品适宜的范围是调节特定人群机体功能，一定要对症选购。要对照产品标签和说明书详细查看，弄清楚自己是不是该产品的"特定人群"或者"不适宜人群"。患有慢性疾病的人、老年人、儿童及青少年、孕妇更应该谨慎选择。

营养课堂

品质优良的保健品可以食用，因为它有利于我们的健康。但是，保健品终究只能促进健康，一旦确诊为疾病，那该吃药的就要吃药，这一点是毫无疑问的。为了安全和有效起见，选购保健品时应该分清保健品和药品。

从概念上明确两者的区别

保健品：具有特定保健功能，对人体功能具有调节作用；适宜于健康的人或生理功能减退的人以及某些特殊需要的人食用；用于保护健康、预防疾病、不以治病为目的；可以不经过临床试验；经国家卫生部批准，具有保健食品批准证书和批号。按照规定，保健食品应注明"本品不能代替药物"字样。

药品：具有药品的基本特征，即选择性、适应证、禁忌证、毒副作用、用量、疗程、用药禁忌、要在医生指导下使用；以治病救人为目的；使用对象是病人；要经过临床试验，具有确定的疗效；经国家医药管理部门批准，有药品专用批号。

从批号、专有标志或标志上识别

药品标示为国药准字H（Z、S、J），其中H代表化学药品，Z代表中药，S代表生物制品，J代表进口药品分包装；非处方药的包装上必须印有专有标志：红色或绿色OTC。

现行的国产保健食品标示为国食健字G×××××××××，进口保健食品标示为国食健字J×××××××。保健食品外包装上应印有专门的保健食品标志：天蓝色草帽和保健食品字样。

从包装标签、说明书上识别

药品的标签或说明书上应当注明药品通用名称、成分、规格、生产企业、批准文号、产品批号、生产日期、有效期、适应证或者功能主治、用法、用量、禁忌、不良反应和注意事项等内容。

保健食品包装标签、说明书必须注明保健食品品名、生产单位、保健食品标志、批准文号、主要原（辅）料、功效成分及含量、保健功能、适宜人群、食用量与食用方法、生产日期、保质期、注意事项等内容，标签、说明书和广告不得宣传或暗示疗效作用。

保健品与药品的适用情况

保健品只适合特定人群食用：保健品对特定人群具有一定的调节作用，但与药品有严格的区分，只能以通过一定的途径调节机体的生理机能来满足人体的要求，不能治疗疾病，不能取代药物对病人的治疗作用。

 选用保健品，请因人而异

保健品因含有多种营养元素和矿物质，对人体机能新陈代谢的确有很好的帮助和促进作用，但要因人而异，并不是每种保健品对所有人群都适用。

人体对营养素的需求都有一个最高承受值，一旦过量，就会导致总体比例的失衡。人体不一样，保健品的作用也不一样。人体到底需要补充哪些营养物质，这需要根据每个人的体质、病情而决定，绝不能像购买一般食品那样随便选购营养保健品。每个人在购买保健品的时候，一定要咨询医生或者是营养师，不要盲目购买，以免弄巧成拙。

另外，不管是哪一个消费群体的人，在选择保健食品前还是要到正规的医院去检查一下，在确诊缺少何种微量元素时再去购买保健食品。因为保健食品功能的范围很广，有些针对性不是很强，同样的症状可能需要不同的补法，所以一定要先确诊。

营养课堂

保健食品最重要的功能就是补充营养，辅助调节身体机能，但由于个体差异巨大，所以食用者需要根据自己的身体状况、环境气候来选择不同的保健品。在购买保健品时，认清商标上蓝帽子标识、看清有无正式批号后再决定是否购买，仔细阅读产品包装上的说明书，确定产品的保健功能；注意产品的禁忌。

根据营养保健品的组成与作用，可分为以下几种类型。

补气类：主要用于气虚引起的虚弱症，尤其是脾肺气虚。常见的有人参口服液、参茸蜂王浆等。

补血类：常用于血虚引起的各种虚弱症，常见的有阿胶或复方阿胶等。

补阴类：常用于阴虚引起的虚弱症，尤其是肝、肾阴虚，常见的有中华鳖精、枸杞药液等。

补阳类：常用于阳虚引起的虚弱症，尤其是肾阳不足，常见的有鹿茸精、三鞭酒、参茸大补丸。

滋补强壮类：适用于气血阴阳俱虚以及身体虚弱者，常见的有人参蜂王浆、花粉口服液、虫草燕窝。

减肥降脂类：常用于高脂血症及肥胖症患者，常见的有消肥健身茶、减肥健身茶等。

微生态类：常用于调节肠胃菌群平衡，抵抗致病菌，增强机体免疫力。比如益生菌、益生元、合生素就是常见的微生态类保健品。

根据这些营养保健品的功效特点，按照使用者的自身情况，做到对症下药。但应注意有效期及储存在冰箱的冷藏室。

补钙别盲目

许多老年人认为，钙补得越多，吸收会越好，形成的骨骼就越多，事实却不是这样。通常 60 岁以上的老年人，需要每天摄入 800 毫克钙，如果过量补钙，不但无法形成骨骼，反而会引起并发症，危害到老年人的健康。

当钙进入人体后，经胃肠吸收，进入血液，形成血钙，然后再通过骨代谢，将血钙进行钙盐沉积，形成骨骼。并不是钙吃得越多，形成的骨骼就会越多，必须要让血液中的钙储量保持在一定水平，过多或过少都对身体健康不利。过量补钙，就会增加血液中血钙的含量，从而导致高钙血症，并引起并发症，如肾结石、血管钙化等。

营养课堂

不少人补钙方面存在着诸多误区，以下误区需要我们在补钙的时候多加注意：

误区一：补钙就是多服钙片

在服钙片的同时，应适量口服鱼肝油等维生素 D 制剂，或是多晒太阳，以促进皮肤中的 7-脱氢胆固醇转变成维生素 D。否则，就是吃再多的钙片，我们照样会缺钙。

误区二：补钙会加快骨愈合

研究证明，除了更年期妇女和老年人，通常情况下，骨折的儿童体内并不缺钙，因此无需补钙。如果长期盲目大量补钙，会增加患消化道、泌尿系统结石等疾病的危险。

误区三：把钙片碾碎混在奶中喝

如果在喝奶的时候补钙，奶与钙容易结合形成凝块，不仅钙不易吸收，乳汁也不容易消化了。正确的方法是，在餐后两小时，胃内容物大部分排空了再吃钙片。

误区四：钙多就是好

肠道中过多的钙是会随大便排出的。这样不仅造成浪费，还会妨碍铁和锌的吸收，引起贫血和食欲不振，因此不能盲目地补充大量的钙。

第六章
恢复体内平衡，你只能靠自己

认识帮助身体恢复平衡的营养素

要健康体魄，首先必须在人体的生理需要和膳食营养供给之间建立平衡的关系。如果身体失去了平衡，那么就需要一些方法来帮助身体恢复平衡，这个时候就需要营养素来帮你解决。

利用营养素来帮身体恢复平衡，需要同时在以下几个方面建立起膳食营养供给与机体生理需要之间的平衡：

热量营养素构成平衡

碳水化合物、脂肪、蛋白质均能为机体提供热量，称为热量营养素。当热量营养素提供的总热量与机体消耗的能量平衡时，三种热量营养素摄入量的比例为 6.5∶1∶0.7，即三者分别给机体提供的热量为：碳水化合物占 60%~70%、脂肪占 20%~25%、蛋白质占 10%~15%。热量营养素供给过多，将引起肥胖、高脂血症和心脏病；过少，造成营养不良，同样可诱发多种疾病，如贫血、结核、癌症等；同时要保证三者之间的比例平衡，否则也会对身体健康造成不利。

要使热量营养素达到能量平衡，通常一日三餐热量分配应为：早餐占 30%，午餐占 40%，晚餐占 30%，以保证一天的热量平衡。

氨基酸平衡

食物中蛋白质的营养价值基本上取决于食物中所含有的 8 种必需

氨基酸的数量和比例。只有食物中所提供的 8 种氨基酸的比例与人体所需要的比例接近时才能有效地合成人体的组织蛋白。比例越接近，生理价值越高，生理价值接近 100 时，即 100% 被吸收，称为氨基酸平衡食品。各种营养素在一定的周期内，保持在标准供给量误差不超过 10%，营养素摄入量间的平衡就算达到了。

酸碱平衡

正常情况下人体血液呈弱碱性，pH 值保持在 7.3～7.4 之间。酸性食品摄入过多，血液偏酸、颜色加深、黏度增加，严重时会引起酸中毒；同时增加体内钙、镁、钾等离子的消耗，而引起缺钙。这种酸性体质将影响身体健康。

酸性食品有：蛋黄、大米、鸡肉、鳗鱼、面粉、鲤鱼、猪肉、牛肉、干鱿鱼、啤酒、花生等。

碱性食品有：海带、蔬菜、西瓜、萝卜、茶叶、香蕉、草莓、南瓜、四季豆、黄瓜、藕等。

动物性食物和植物性食物平衡（荤素平衡）

荤素食物，前者含有后者较少甚至缺乏的营养成分，如维生素 B_{12} 等，常吃素者易患贫血、结核病。素食含纤维素多，能抑制锌、铁、铜等重要微量元素的吸收，含脂肪过少。常吃素，危害儿童发育（特别是脑发育），导致少女月经初潮延迟或闭经；也可祸及老人，引起胆固醇水平过低而遭受感染与癌症的侵袭。

荤食也不可过量，高脂肪与心脏病、乳腺癌、中风等的因果关系早有定论。荤素平衡，以脂肪在每日三餐热量中占 25%～30% 为宜。

 ## 恢复体内平衡，先从清除宿便开始

每个人体内都积累了大量毒素。因此，很多人感觉身体不舒服，去医院检查却没发现得什么病。我们每天洗脸刷牙，给房间打扫卫生，但是从来没有人想到给自己的身体做一次大扫除。

改善体内失衡的时候，我们应该首先从清除宿便开始。清除宿便可以激活人体自身战胜疾病的能力，恢复人体机能平衡，清除人体内的毒性物质，改善全身血液循环，帮助人体恢复健康和活力，战胜疾病，提高生命质量，达到延年益寿的目的。那么，该怎样清除宿便呢？以下几种方法可供参考：

一、空腹时喝冰牛奶

空腹喝冰牛奶通便的原理，是冷刺激会加速肠道运动；同时牛奶中含有大量的乳糖，而50%以上的中国人又都缺乏牛奶吸收所需的乳糖酶。所以喝牛奶后，乳糖没有消化就进入了结肠并被迅速排出体外。

二、吃黑木耳辅助按摩

黑木耳是一种非常好的清肠食物，而且经过风干的黑木耳遇水后膨胀，会给肠道带来更多水分。不过对于排便困难者，仅吃一顿黑木耳便想解决宿便那是很困难的，除非加上辅助运动，如腹部按摩等。按摩的方法是：平躺，以肚脐为中心，用手掌在直径20厘米的圆周范围内缓缓地按摩整个下腹3~5分钟，每天坚持，会有一定效果。

三、晨起喝杯蜂蜜水

蜂蜜中所含的糖类比较丰富，可吸取体内水分至肠腔里，有利于排便。尤其在空腹时进食能加快肠道蠕动。但是值得提醒的是，冲调蜂蜜的最佳水温在60℃左右，太热或太冷的水都会破坏蜂蜜的营养结构。

四、每天不忘吃苹果

苹果中的纤维素含量比一般水果要高，并且苹果内含的一些果胶有助于大便变软，对排便很有帮助。不过对于那些肠道问题比较严重的人，靠吃苹果清肠，效果不会很明显。

营养课堂

宿便即肠管内长期停滞淤积的陈旧大便，一般指3~5日不解大便而停留于肠管内的粪块。宿便往往非常顽固，要使其排出，并不简单。宿便是人体肠道内一切毒素的根源，宿便所产生的大量毒素被人体吸收后，将降低人体免疫力，诱导各种疾病滋生，严重危害人体健康！

宿便可产生毒素导致女性面色晦暗无光、皮肤粗糙、毛孔扩张、痤疮、腹胀腹痛、口臭、痛经、月经不调、肥胖、心情烦躁等症状。

宿便引起肛肠疾患。便秘时，排便困难，粪便干燥，可直接引起或加重肛门直肠疾患，如直肠炎、肛裂、痔等。宿便导致胃肠神经功能紊乱，引起食欲不振，腹部胀满，嗳气，口苦，肛门排气多等表现。

宿便形成粪便溃疡。较硬的粪块压迫肠腔使肠腔狭窄及盆腔周围结构阻碍了结肠扩张，使直肠或结肠受压而形成粪便溃疡，严重者可引起肠穿孔。

宿便诱发结肠癌。可能是因便秘而使肠内致癌物长时间不能排除所致。据资料表明，严重便秘者约10%患结肠癌。

宿便诱发心、脑血管疾病发作。如诱发心绞痛，心肌梗死发作，脑出血，中风猝死等。

宿便引起性生活障碍。这是由于每次长时间用力排便，使直肠疲劳，肛门收缩过紧及盆腔底部痉挛性收缩的缘故，以致不射精或性欲减退，性生活没有高潮等。

宿便易使妇女发生痛经，阴道痉挛，并生产尿潴留，尿路感染等症状。

宿便影响大脑功能。便秘时代谢产物久滞于消化道，细菌的作用产生大量有害物质，如甲烷、酚、氨等，这些物质部分扩散进入中枢神经系统，干扰大脑功能，突出表现是记忆力下降，注意力分散，思维迟钝等。

身体肿了，食物为你消水毒

很多上班族易患生理性浮肿，大多是因为饮食失调、吃得太咸，久坐或久站引起循环不良，过度疲劳、工作日夜颠倒等引起的水分运行受阻所致，女性还可能由生理周期、怀孕或服用避孕药所致。如果身体浮肿，以下食物可以帮你消水毒：

土豆

土豆因营养丰富，又被称为"长在土里的苹果"，它含有丰富的无机盐分，而无机盐中的钾含量很高，钾不仅能帮助身体排出因食盐过多而滞留在体内的钠，还能促进身体排出多余水分。

食用方法：为了有效利用土豆中的钾，在蒸、烤或煮土豆时，最好不要去皮；用土豆炖菜时，不妨连汤一起喝掉；若是炒制土豆，则避免切得过碎，以及长时间浸泡在水里；同时，有土豆配制的菜味道宜尽量清淡。

黄瓜

黄瓜中90%以上的成分都是水，营养价值也不高。但是，黄瓜皮中所含的异檞皮苷有较好的利尿作用，因此，黄瓜自古以来便用于膀胱炎和急性肾炎的应急治疗。

食用方法：黄瓜可以连皮生吃，如果连着瓜蒂、藤蔓一起干燥后煮水喝，更能获得强力的利尿效果。但是，胃肠易寒冷的人，不适宜过多食用生黄瓜。

红豆

红豆中除了含有丰富的钾之外，其外皮中所含的皂角苷有很强的利尿作用，对脚气病和因肾脏功能衰退引起的脸部、脚部浮肿，有很好的改善功效。

食用方法：熬红豆汤是首选，用小火煮，熬到汤的分量只有加清水时总量的一半即可盛出饮用。

西瓜

西瓜含有一种氨基酸类的成分，叫做瓜氨酸，有很好的利尿功效，同时也是治疗肾脏疾病的药物成分之一，还对因心脏病、高血压及妊娠引起的浮肿有效。

食用方法：西瓜皮可用来煮水饮用，另外还有一种西瓜糖疗法。具体做法是，取成熟的西瓜 2~3 个，用勺挖出果肉，并放入纱布中挤出汁，将西瓜汁倒入锅中，以文火煮，5~6 个小时后，煮至 1 杯左右的分量，且汁水已变稠，呈糖浆状，放入干净容器中保存。每天饮 3 次，1 次 1~2 匙。

鲤鱼

以鲤鱼作食补材料，能消除孕妇怀孕期间的浮肿，促使产后母乳分泌顺畅，同时还对咳嗽、肝脏病、皮肤病、胃溃疡、风湿和痔疮等疾病有效。

食用方法：为了去除鲤鱼肉中的泥腥味，可将鲤鱼先放入干净的水中养 1~2 天，再宰杀制菜。鲤鱼的烹饪方法很多，清蒸或红烧都不错，但是不管选择哪种方法，烹制的时间都要长一些，直至骨头炖软为止。

营养课堂

水肿，是指体内水液潴留，泛溢肌肤引起头面、眼睑、四肢、腹背，甚至全身浮肿而言。水肿是全身气化功能障碍的一种表现，与肺、脾、肾、三焦各脏腑密切相关。依据症状表现不同而分为阳水、阴水二类，常见于肾炎、肺心病、肝硬化、营养障碍及内分泌失调等疾病。

水肿主要由以下原因引起的：风湿外袭，内舍于肺，肺失宣降，则水道不通，水液溢于肌肤，发为水肿；饮食劳倦，伤及脾胃，运化失司，水湿停聚，横溢肌肤，发为水肿；房劳过度，内伤肾元，不能化气行水，水湿内停，溢于肌肤而水肿。

改善生理性浮肿关键在于平时生活健康规律，应尽量减少盐分的摄入，多吃些利水的食物。体质较虚、容易手脚冰冷的女性，在生理周期期间可用麻油或茶油煎蛋吃，以促进子宫收缩，让生理周期更顺畅，防止浮肿或减轻浮肿症状。

另外，还可以穿医用弹性袜，利用外在压力减轻水肿。正确的穿法是"躺着穿、躺着脱"，即下床前双脚抬高，穿好弹性袜；晚上上床后再脱掉。这样可以避免血液堆积在足部，达到预防浮肿的效果。工作期间，可以1小时起身在办公室走一圈，或者经常捏揉小腿，促进血液循环。业余时间加强体育锻炼，增强体质。

把脂肪统统吃掉

脂肪是吃出来的，一般认为节食能减肥，其实，合理的吃也会吃掉你的多余脂肪。我们不妨利用一些有降脂作用的普通食物，帮助你吃掉体内脂肪。

水果类

葡萄汁与葡萄酒都含有白藜芦醇，是降低胆固醇的天然物质。是高脂血症者最好的饮品之一。

苹果因富含果胶、纤维素、维生素C等，有非常好的降脂作用。如果每天吃两个苹果，坚持一个月，大多数人血液中对心血管有害的低密度脂蛋白胆固醇会大大降低，而对心血管有益的高密度脂蛋白胆固醇水平会升高。苹果可帮助排除多余的钠盐，可以防止腿部水肿。日食苹果3个，能让您维持满意的血压。果胶吸附毒素，不被肠道吸收，加速排毒功效并降低热量吸收。

蔬菜类

大蒜中含有硫，所形成的硫基化合物可以减少血液中胆固醇和防止血栓形成，有助于增加高密度胆固醇，对减肥有利。

　　韭菜除含有钙、磷、铁、糖和蛋白质、维生素 A、维生素 C 外，还含有胡萝卜素和大量纤维素，能增强胃肠蠕动，有很好的通便作用，能帮助排除肠道中多余的脂肪。

　　洋葱含前列腺素 A，此成分有扩张血管、降血压作用；还含有机硫化合物及少量含硫氨基酸，这类物质可降血脂，预防动脉硬化。

　　冬瓜中含有蛋白质和多种 B 族维生素，能去除身体内多余的脂肪和水分，起到减肥作用。

　　胡萝卜富含果胶酸钙，它能与胆汁酸结合从大便中排出。身体要产生胆汁酸势必会动用血液中的胆固醇，从而促使血液中胆固醇的水平降低。

谷类

　　燕麦含有极丰富的亚油酸和皂苷素，可防治动脉粥样硬化。

　　玉米含有丰富的钙、磷、硒和卵磷脂、维生素 E 等，均具有降低胆固醇的作用。

水产品

　　牡蛎富含微量元素锌及牛磺酸，牛磺酸可以促进胆固醇的分解，有助于降低血脂水平。

　　海带富含牛磺酸、食物纤维藻酸，可降低血脂及胆汁中的胆固醇。

奶制品

　　牛奶含有丰富的乳清酸和钙质，它既能抑制胆固醇沉积于动脉血管壁，又能抑制人体内胆固醇合成酶的活性，减少胆固醇的产生。

食用菌类

　　香菇能明显降低胆固醇、甘油三酯水平。

　　木耳富含铁、维生素和各种磷脂，有促进消化和降血脂作用。

　　另外，其他富含纤维素、果胶及维生素 C 的新鲜绿色蔬菜、水果和海藻，诸如芹菜、甘蓝、青椒、山楂、鲜枣、柑橘以及紫菜、螺旋藻等，均具有良好的降脂作用。

营养贴士

不要单吃碳水化合物

当膳食中脂肪的含量非常低，而碳水化合物非常高的时候，人体就无法将这些无脂或低脂食品转化为身体内的脂肪储存于腹部和腿部。由于这些脂肪属于饱和性脂肪，对其摄取还会给心脏带来负担，从而增加心脏病发生的概率。

用食用脂肪替代品去减肥

真正需要减肥的职场人士，不要试图选择脂肪食物替代品来蒙混过关降低体重。因为一项实验表明，身体需要脂肪的运作，你无法用替代品欺骗你的身体。那些含好脂肪的食物，不但不会给身体带来不良影响，反而会更好地保护心脏及全身的健康，比如金枪鱼、如鲑鱼、鳟鱼、核桃仁、绿叶蔬菜等，都是比较常见的含好脂肪的食物。它们能帮助你有效地维持有用的脂肪含量。

女人的养颜排毒

女人越来越重视自身的排毒养颜。只有及时排除体内的有害物质及过剩营养，保持五脏和体内的清洁，才能保持身体的健美和肌肤的美丽。日常生活中哪些食物对排毒养颜最有效呢？

黄瓜

黄瓜富含蛋白质、糖类、维生素 B_2、维生素 C、维生素 E、胡萝卜素、尼克酸、钙、磷、铁等营养成分，同时黄瓜还含有丙醇二酸、葫芦素、柔软的细纤维等成分，是难得的排毒养颜食品。它还能促进人体新陈代谢，排出毒素，美白肌肤，保持肌肤弹性，抑制黑色素的形成。黄瓜对肺、胃、心脏及排泄系统都非常有益，还可以起到祛燥化痰解痰症的作用。

荔枝

味甘、酸，性温，有补脾益肝、生津止渴、解毒止泻等功效。李时珍在《本草纲目》中说："常食荔枝，补脑健身……"荔枝含维生素 A、维生素 B_1、维生素 C，还含有果胶、游离氨基酸、蛋白质以及铁、磷、钙等多种元素。具有补肾、改善肝功能、加速毒素排除、促进细胞生成、使皮肤细嫩等作用，是排毒养颜的理想水果。

木耳

味甘，性平，有排毒解毒、清胃涤肠、和血止血等功效。古书记载，木耳"益气不饥，轻身强志"。木耳富含碳水化合物、胶质、脑磷脂、纤维素、葡萄糖、木糖、卵磷脂、胡萝卜素、维生素 B_1、维生素 B_2、维生素 C、蛋白质、铁、钙、磷等多种营养成分，被誉为"素中之荤"。木耳中所含的一种植物胶质，有较强的吸附力，可将残留在人体消化系统的灰尘杂质集中吸附，再排出体外，从而起到排毒清胃的作用。

蜂蜜

蜂蜜味甘，性平，其主要成分葡萄糖和果糖，很容易被人体吸收利用。常吃蜂蜜能达到排出毒素、美容养颜的效果，对防治心血管疾病和神经衰弱等症也很有好处。

胡萝卜

味甘，性凉，有养血排毒、健脾和胃的功效，它不仅含有丰富的胡萝卜素，而且含有大量的维生素 A 和果胶，与体内的汞离子结合之后，能有效降低血液中汞离子的浓度，加速体内汞离子的排出。

苦瓜

味甘，性平。中医认为，苦瓜有解毒排毒、养颜美容的功效。苦瓜中存在一种具有明显抗癌作用的活性蛋白质，这种蛋白质能够激发体内免疫系统的防御功能，增加免疫细胞的活性，清除体内的有害物质。苦瓜虽然口感略苦，但余味甘甜，近年来渐渐风靡餐桌。

海带

味咸，性寒，具有消痰平喘、排毒通便的功效。它所含的蛋白质中，包括 8 种氨基酸。海带的碘化物被人体吸收后，能加速病变和炎症渗出物的排除，有降血压、防止动脉硬化、促进有害物质排泄的作用。

同时，海带中还含有一种叫硫酸多糖的物质，能够吸收血管中的胆固醇，并把它们排出体外，使血液中的胆固醇保持正常含量。另外，海带表面上有一层略带甜味儿的白色粉末，是极具医疗价值的甘露醇，具有良好的利尿作用，可以治疗药物中毒、浮肿等症，所以，海带是理想的排毒养颜食物。

茶叶

性凉，味甘苦，有清热除烦、消食化积、清利减肥、通利小便的作用。茶叶中富含一种活性物质——茶多酚，具有解毒作用。茶多酚作为一种天然抗氧化剂，可清除活性氧自由基，可以保健强身和延缓衰老。

冬菇

味甘，性凉，有益气健脾、解毒润燥等功效。冬菇含有多糖类物质，可以提高人体的免疫力和排毒能力，抑制癌细胞生长，增强机体的抗癌能力。此外，冬菇还可降低血压、胆固醇，预防动脉硬化，有强心保肝、宁神定志、促进新陈代谢及加强体内废物排泄等作用，是排毒壮身的最佳食用菌。

绿豆

味甘，性凉，有清热、解毒、祛火之功效，是我国中医常用来解多种食物或药物中毒的一味中药，可以解除多种毒素。现代医学研究证明，绿豆可以降低胆固醇，又有保肝和抗过敏作用。夏秋季节，绿豆汤是排毒养颜的佳品。

 减少自由基的饮食方法

自由基是客观存在的，对人类来说，无论是体内的还是体外的，自由基都在不断地，以前所未有的速度被制造出来。当你知道自由基对衰老步伐的深远影响时，你还可以袖手旁观吗？那就是你为何比别人老得快的原因。

自由基带来的伤害与破坏（或可称为氧化作用）不仅是造成衰老的重要原因，而且在重大疾病的发生上也扮演着一个重要的角色：如关节炎、白内障、心脏病、糖尿病、癌症及衰老症。我们应该如何运用饮食方法消除和减少自由基对人体的伤害呢？

首先是通过酶的防御消除自由基。人体的肝脏和细胞内就含有许多过氧氢酶，其主要作用是消除过氧化氢。此外，细胞质中和线粒体中也有许多谷胱甘肽氧化酶，能帮助身体提高对自由基的防御能力。

其次是通过非酶物质来防御和消除自由基。例如 THGT 全面荷尔蒙疗法中褪黑激素的强抗氧化性；维生素 E 的脂溶性抗氧化剂，在细胞膜和血清脂蛋白中，具有抗氧化的作用；维生素 C 为非溶性物质，在细胞外能起抗氧化的作用。

不当的生活及饮食习惯在体内制造的自由基，会进一步破坏细胞的脂质、蛋白质和染色体中的核酸，而导致细胞突变或死亡。因此要从自己的生活习惯做起，养成良好的习惯，减少自由基。拒绝吸烟、减少做饭时的油烟、避免农药、尽量少服药、大量饮用干净的水、减少加工食物的摄取、多食用蔬菜和水果。

营养课堂
自由基是人体疾病和衰老的直接制造者

我们通过呼吸吸入氧气，氧化摄入的食物，以获得能量。这个时候，氧气的一部分（约有2%）就发生变化，生成了自由基。自由基有保卫身体不受细菌等伤害的正面作用。而且，自由基通常由体内酶的作用而被无害化，所以即使生成自由基也不会马上对身体产生坏的影响。但是，自由基一旦大量产生，超过酶所能处理的程度，随着氧化程度的逐渐加剧，健康就会亮起红灯，出现癌症，动脉硬化，糖尿病，白内障等多种疾病。

自由基引起身体氧化的原理：自由基引起身体氧化的过程，类似铁生锈的化学反应。任何物质都是由电子和分子组成的。氧气的电子都两两配对。自由基的不同之处在于：很多情况下，它都缺少一个电子，处于不稳定的状态。不稳定的自由基会从周围的物质中夺取电子配对，这种行为就是自由基的氧化作用。被夺走电子的物质，因为失去本来的功能而变成被氧化的状态。于是，为了补足失去的电子，它又会去抢夺其他物质的电子。就这样，争夺电子的连锁反应逐渐扩散到各处，细胞一个一个被氧化，从而失去了其正常功能。

自由基使细胞受损，易诱发癌症

受到自由基攻击的细胞膜无法完全实现膜的功能，因此致癌物质就会穿过细胞膜进入细胞内，从而引发癌症。不仅如此，氧化作用的连锁反应甚至会影响到细胞核，引起遗传物质 DNA 的损伤。在氧化作用下，本来无害的成分也可能变成致癌物质。像这样，自由基造成 DNA 的损伤，使细胞变异，从而增加了癌症的危险性。

自由基是动脉硬化的开端

自由基就是动脉硬化的开端。如果人们从食物中摄取的脂质过多，无法在体内消耗完的多余脂质就会留存在血液中。自由基俘获了这些多余的脂质，氧化使之变质为 LDL 过氧化脂质。LDL 过氧化脂质侵入血管内皮细胞后会被巨噬细胞所吞噬，当巨噬细胞死亡后，黏稠的 LDL 过氧化脂质就会流出来附着于血管壁，凝固之后使血管变窄，变硬。

自由基是雀斑和白内障的罪魁祸首

皮肤受紫外线照射后也会生成自由基，黑色素是氧自由基氧化而成，残留在皮肤上就成为雀斑，自由基也容易使皮肤老化，从而出现皱纹。自由基还容易致眼成为白内障。

促使自由基生成的因素：吸烟、紫外线、剧烈运动、焦虑、摄入过多酒精和脂肪、肥胖、大气污染、残留农药的食品、电磁波和 X

射线。

年纪越大，自由基的危害越强

人在 40 岁左右，抗氧化酶的作用就开始衰退。所以，生活中避免自由基的增加就变得更加重要。人体内存在的其他自由基的抗氧化物质，不是对付自由基力量不足，就是易产生新疾病，所以有必要从食品中摄取抗氧化物质，以作补充。这些抗氧化物质可以传递电子给自由基，防止自由基从周围的细胞中夺取电子，从而能中断氧化的连锁反应。与此相反，一些被氧化的食品对身体有害，特别是用油加工过的食品，放置越久氧化程度越高。平时需要注意少食用方便面，炸薯片，油炸点心，炸坚果类食物。如果食物已有奇怪的味道，就更不要吃了。

自由基增加的不良后果：眼睛老化（视力下降，眼睛变混浊，白内障）、血管血液的老化（动脉硬化）、胰腺老化（糖尿病）、发生癌症的危险增加、皮肤老化（雀斑、皱纹）、易发生心肌梗死和脑中风、肺的老化（肺炎）、免疫力下降、激素分泌能力下降。

消除自由基的 7 类食物

1. 蘑菇类，提高免疫力防止氧化。具有提高免疫力作用的蘑菇类有香菇、扇形菌、彩绒革盖菇、茯苓、金针菇、姬松茸、丛生口蘑、松茸、舞耳、猪苓、猴头、灵芝、桑黄等。

2. 黄绿色蔬菜，能够抗氧化。例如，胡萝卜、菠菜、西红柿、辣椒、玉米、裙带菜、鹿尾菜、卷心菜。

3. 十字花科蔬菜，富含抗氧化物质。例如，油菜、西兰花、白菜、菜花、白萝卜、卷心菜。

4. 富含维生素 E 的食物，使自由基无害化。例如，南瓜、鲽鱼、鳗鱼、花生、鳄梨、鳕鱼子等。

5. 富含维生素 C 的食物，消除自由基提高免疫力。比如，红辣椒、草莓、柿子、卷心菜、西兰花。

6. 富含多酚的食物，拥有超强抗氧化能力。多酚是植物的次生代谢产物，属于天然有机化合物，又称植物单宁，是一种广泛存在于植物的皮，根叶、果中的多元酚化合物。例如红葡萄酒、葡萄、蓝莓、茄子的皮等。

7. 富含硒的食物，可分解自由基。含硒的食物有沙丁鱼、扇贝、葱、鲽鱼、牛肉、糙米饭等。

 酸性体质变碱性，就这么简单！

健康人的体液应该呈弱碱性，pH 值在 7.35~7.45 之间。但是在不良的生活习惯下，我们的体质会逐渐转变成酸性，酸性体质的特征就是体液的 pH 值经常低于 7.35。具有酸性体质的人容易疲劳、精神不振、易得感冒，经常腰背痛，头晕眼花并伴有耳鸣，手脚发凉，精神过于敏感、焦躁。为了保持碱性体质应注意以下几个方面：

首先要多运动。多做运动多出汗，可帮助排除体内多余的酸性物质。要多到室外活动，尤其是跑步、健身操、快步走、有氧器械等有氧运动，对调整酸碱平衡大有帮助。

其次要多吃碱性食物。碱性食物有瓜果蔬菜、豆制品、乳制品等；鸡、鸭、鱼、米等则属于酸性食物。人们通常会认为酸的东西就是酸性食物，比如葡萄、草莓、柠檬等，其实这些东西正是典型的碱性食物。

第三要注意喝水方法。我们总是习惯把水烧开的时候先不关火，让水再烧一会儿。这是对的，但要注意在水烧开后要把壶盖打开烧 3 分钟左右，让水中的酸性及有害物质随蒸汽蒸发掉，而且烧开的水最好当天喝。

另外，想改善自己的酸性体质，除了要注意饮食、加强运动之外，还要保证足够的睡眠，特别要避免熬夜。

营养课堂
酸性体质形成的原因？

国内70%的人具有酸性体质，酸性体质罹患慢性疾病的概率很高，因为体质变酸，酵素作用会受到阻碍，内分泌失调，荷尔蒙也会受影响。要找出问题的根源，去改变你的体质，才会更健康。

1. 熬夜，体质变酸。

每天尽量在12：00以前睡觉，不要常熬夜！熬夜时不要吃肉，尽量吃碳水化合物，这样隔天才不至于很累，可把伤害减至最低。

2. 吃宵夜，体质变酸。

凡是晚上8：00再进食就称作宵夜。吃宵夜隔天会疲倦，爬不起床，肝也会受损。

3. 不吃早餐，体质会变酸。

台湾人普遍不吃早餐，这是非常不正确的饮食习惯。早餐一定要丰富，而且要选择耐燃烧4~5小时的食物，才足够你一天的消耗量。

4. 运动不足，体质会变酸。

在阳光下面多做运动多出汗，容易帮助体内排出多余的酸性物质。

5. 过重的心理负担，体质会变酸。

心理负担过重也会导致体质酸性化。在高度紧张、高度压力的情况下，生物体会出现严重的酸性化。科学家也发现，当一个人在发脾气的时候，尤其是暴怒的时候，他呼出的气体都是有毒的。我们在日常生活中、在工作中，感情上都承担着不同的压力，在压力得不到释放的时候，同样能导致体质的酸性化。

酸性体质的危害：

酸性体质的人面色晦暗、皮肤毛孔变粗、皮纹加深、嘴唇发紫、目光无神，自觉疲乏，常有心有余而力不足的感觉。酸性体质是百病之源。

1. 对循环系统的影响：体液偏酸使血液黏稠度增高、血液循环减慢、血液中的脂质类物质易沉积在血管壁上，导致早期动脉硬化、血栓或心、脑血管疾病。

2. 对骨骼的影响：偏酸的体液刺激甲状旁腺，使甲状旁腺素分泌增多，骨骼释放到血液中的钙增多，钙虽然可以中和血液中的酸，但这样长期"借"钙的结果，会导致骨质疏松、骨质增生、骨骼变形及牙损害等。

3. 对眼睛影响：体液偏酸、血液黏稠度增高、血循环减慢、对组织细胞供氧减少，易造成组织细胞衰老死亡，而眼底的血管又细又长，所以极易受累病变，使循环不畅，发生眼部疾病。

4. 对皮肤的影响：偏酸的体液使皮脂膜的微酸性状态受到破坏，失去了对细菌的抑制作用，易引发痤疮、毛囊炎、疖肿等感染性皮肤病。据调查，80%痤疮患者的体液偏酸。血液黏稠度增高，血循环减慢，黑色素及酸性产物在皮下淤积，易出现色素斑、皮肤干燥以及皮肤弹性差、晦暗、提前衰老等。此时皮肤还处于高敏感状态，极易过敏。

5. 对免疫系统的影响：体液偏酸、的人免疫力降低，易患感冒及其他感染性疾病。因此，体液的酸碱平衡对健康与美容起着很重要的作用。

酸性体质是百病之源，增加碱性营养才是健康的真正出路，为了保持健康的身体，在确保大致的饮食均衡的前提下，平时可以多吃一点碱性食物。其中茶叶、葡萄、海带、葡萄酒、天然绿藻类等都是强碱性的食物，长期使用有利于碱性营养的摄取。如果体内的酸性营养过高，也可以直接服用一些含有强碱性营养的营养品。

第 七 章
解开食物组合之谜，让营养发挥最大功效

给营养加分的食物组合

 ### 鸡肉与栗子同食可以增进脾功能

组合功效

🔘 鸡肉为造血疗虚之品，栗子重在健脾。栗子烧鸡不仅味道鲜美，造血功能更强，尤以老母鸡烧栗子效果更佳。

食物分析

鸡肉

鸡肉肉质细嫩，滋味鲜美，由于其味较淡，可使用于各种料理中。其蛋白质的含量颇多，且易被吸收；含有丰富的钾硫酸氨基酸和维生素 A，能增加体力，强壮身体。

栗子

栗子，又名板栗，不仅含有大量淀粉，而且含有蛋白质、脂肪、B 族维生素等多种营养成分。栗子中所含的丰富的不饱和脂肪酸和维生素、矿物质，能防治高血压病、冠心病、动脉硬化、骨质疏松等疾病，是抗衰老、延年益寿的滋补佳品；栗子含有核黄素，常吃对日久难愈的儿童口舌生疮和成人口腔溃疡有益；栗子是碳水化合物含量较高的干果品种，能供给人体较多的热能，并能帮助脂肪代谢，具有益气健脾，厚补胃肠的作用；栗子含有丰富的维生素 C，能够维持牙

齿、骨骼、血管、肌肉的正常功用，可以预防和治疗骨质疏松，腰腿酸软，筋骨疼痛、乏力等，延缓人体衰老，是老年人理想的保健果品。

加分食谱

栗子炖鸡

☺ 准备材料：鸡肉1500克，栗子（鲜）300克，猪肉（瘦）100克，火腿25克，香菇（鲜）25克，姜片10克，小葱10克，精盐10克，味精3克，黄酒10克。

☺ 制作方法：鸡宰杀褪毛去脏洗净，四柱骨敲断，去掉锁喉骨、胸骨，然后放到沸水中余半分钟，把猪肉、熟瘦火腿肉切成2厘米的粒，放到沸水内滚约半分钟，然后捞起去水。用刀把栗子外壳划破成十字形后，放到沸水锅中约20分钟连水倒出，剥去壳和衣膜后，再用沸水焯1分钟捞起。然后将猪肉、火腿、去蒂洗净的香菇、鸡、姜片、精盐、小葱、味精、黄酒和1500毫升开水放入炖盅中，放入蒸笼中用火炖约90分钟至软烂。然后取出，再将葱、姜去掉，撇去浮沫，用中火炖30分钟后，改用小火炖20分钟即可。

☺ 特点：鸡肉烂而不糜，汤汁稠浓，栗子香甜。

 # 甲鱼与蜜糖共烹能够强健心脏

组合功效

甲鱼与蜜糖一起烹调，不仅甜味上口，鲜美宜人，而且含有丰富的蛋白质、脂肪、多种维生素，并含有辛酸，本多酸、硅酸等，实为不可多得的强身剂。对心脏病、肠胃病、贫血均有疗效，还能促进生长，预防衰老。

食物分析

甲鱼

甲鱼，学名鳖，又称水鱼、团鱼、鼋鱼，是人们喜爱的滋补水产佳肴，它无论蒸煮、清炖，还是烧卤、煎炸，都风味香浓，营养丰富。甲鱼还具有较高的药用食疗价值，能"补劳伤，壮阳气，大补阴之不足"；食甲鱼对肺结核、贫血、体质虚弱等多种病症亦有一定的辅助疗效。

蜜糖

蜜糖又称"蜂蜜"，一般含75%以上糖类，包括葡萄糖、果糖、蔗糖、麦芽糖，并含有多种矿物质和维生素，是一种较理想的营养食品。除可代替糖作甜味品外，多用于蜜饯食品和酿造蜜酒原料。蜜糖对人的肝脏、心血管、口腔都有好处，还有杀菌的作用。失眠时，每天睡前口服1汤匙蜜糖可以帮助失眠者尽快进入梦乡，而且蜜糖还能润肠通便。

加分食谱

蜜糖甲鱼

🌸 准备材料：甲鱼1只，川贝母5克，鸡汤1000克、姜2块，葱1根，料酒2大匙，花椒1匙，蜜糖1汤匙，食盐适量。

🌸 制作方法：

甲鱼宰杀后处理干净，把姜削皮切成大片，葱洗净，将甲鱼放到蒸钵中加入鸡汤，放入川贝母，姜、葱和所有的调味料，再把蒸钵放入蒸笼里，盖上笼盖，蒸1小时即可。蜜糖可以在蒸好后，食用前放入。

🌸 特点：味道甜鲜适宜，滋阴补肺，强心健脾。

牛肉炖土豆，健脾又护胃

组合功效

牛肉营养价值高，并有健脾胃的作用。但牛肉粗糙，有时会破坏胃黏膜，土豆与之同煮，不但味道好，且土豆含有丰富的维生素，能起到保护胃黏膜的作用。

食物分析

牛肉

牛肉是中国人食用量第二大的肉类食品，仅次于猪肉。牛肉蛋白质含量高，而脂肪含量低，所以味道鲜美，受人喜爱，享有"肉中骄子"的美称。能提高机体抗病能力，有补中益气，滋养脾胃，强健筋骨，化痰息风，止渴止涎之功效，适宜于中气下陷、气短体虚、筋骨酸软、贫血久病及面黄目眩之人食用；水牛肉能安胎补神，黄牛肉能安中益气、健脾养胃、强筋壮骨。

土豆

土豆营养素齐全，而且易为人体消化吸收，在欧美享有"第二面包"的称号。黄皮土豆外皮暗黄，内呈淡黄色，淀粉含量高，品味较好，具有和中养胃、健脾利湿、宽肠通便、降糖降脂、美容养颜、补充营养、利水消肿的作用。

加分食谱

牛肉炖土豆

◯ 准备材料：牛肉 500 克，土豆 250 克，料酒 10 克，大葱 10 克，姜 10 克，花椒 3 克，八角 2 克，盐 5 克，味精 3 克，色拉油 20 克。

◯ 制作方法：

牛肉切成块，用开水烫一下捞出，土豆洗净后去皮切成小块，用清水浸泡备用。姜切成片，葱切成段，锅内加油烧热，放入牛肉炒去表面的水分。加入清汤和调料，用旺火烧开，撇去浮沫。转至小火，烧至八成烂时，再放入土豆块继续炖，烧至土豆入味并酥烂时，盛到汤碗内即可。

☺ 特点：牛肉酥烂，土豆浓香，汤浓味醇。

 ## 芝麻和海带同煮，助女性美容抗衰

组合功效
芝麻能改善血液循环，促进新陈代谢，其中的亚油酸有调节胆固醇的功能，维生素 E 可防衰老。海带含有钙和碘，能对血液起净化作用，促进甲状腺素的合成。两者合一，效果倍增。把它们放一起同煮，能起到美容、抗衰老的作用。

食物分析
芝麻

芝麻有黑白两种，食用以白芝麻为好。芝麻含有大量的脂肪和蛋白质，还有糖类、维生素 A、维生素 E、卵磷脂、钙、铁、镁等营养成分；能调节胆固醇、使皮肤白皙润泽，并能防止各种皮肤炎症，并具有养血的功效。

海带

海带，是海藻类植物之一，是一种在低温海水中生长的大型海生褐藻植物。海带有"长寿菜""海上之蔬""含碘冠军"的美誉。海带含碘，是甲状腺功能低下者最佳食品，而其含有的甘露醇具有利尿消肿的作用。海带对防治动脉硬化、心脏病、高血压、贫血、慢性肝炎等疾病都有较好的效果。海带还有减少放射性疾病的发生概率，以及润泽秀发的作用。

加分食谱

芝麻海带

◍ 准备材料：海带 300 克，白芝麻 2 大匙，酱油 2 汤匙，盐 1 汤匙，糖 1 汤匙，水 3 汤匙，麻油少许。

◍ 制作方法：

芝麻洗净，用干锅炒香或用烤箱烤熟，盛出放凉后备用。海带加水煮沸后，捞起沥干水分，然后加入调味料及海带煮至汁收干，撒上芝麻即可。

◍ 特点：鲜香适口，清淡适宜。

补血大餐：猪肝炒菠菜

组合功效

猪肝、菠菜都具有补血的功能，一荤一素，相辅相成，对治疗贫血有奇效。

食物分析

猪肝

肝脏是动物体内储存养料和解毒的重要器官，含有丰富的营养物质，具有营养保健功能，是最理想的补血佳品之一。猪肝中含有丰富的铁质和维生素 A，能起到补充维生素 B_2 的作用，能调节和改善贫血、维持正常的生长和生殖功能，保护眼睛，维持正常视力，并对皮肤的健康美白具有重要意义，猪肝还能增强人体的免疫反应，抗氧化，防衰老，抑制肿瘤细胞的产生，也可以辅助治疗急性传染性肝炎。

菠菜

菠菜中含有丰富的胡萝卜素、维生素 C、钙、磷及一定量的铁、维生素 E 等有益成分。可以通肠导便、防治痔疮，并能促进生长发育、增强抗病能力，保障营养，增进健康，促进人体新陈代谢，清洁皮肤、抗衰老。

加分食谱

猪肝炒菠菜

🍳 准备材料：猪肝 100 克，菠菜 250 克，食用油，酱油，食盐，葱，姜，料酒各适量。

🍳 制作方法：

猪肝切成片，放到容器中，放入一些料酒、酱油、姜、葱，浸泡 10 分钟后捞出待用。然后把菠菜洗净后切成段，在开水中过一下捞出来备用。油倒入锅内烧热，把猪肝放到锅内煸炒至七成熟，放入料酒、酱油、葱和姜，继续煸炒，再将洗好切碎的菠菜入到锅内，用旺火快炒几下，放入适量的盐，翻炒后即可。

🍳 特点：此菜营养丰富，尤其富含铁和维生素 A，有利于产后补气，补血。

 糙米加咖啡可以治痔疮

组合功效

把糙米蒸熟碾成粉末，加上牛奶、砂糖就可饮用，糙米营养丰富，对医治痔疮、便秘、高血压等有较好的疗效；咖啡能提神，拌以糙米，更具风味。

食物分析

糙米

糙米是指除了外壳之外都保留的全谷粒，即含有皮层、糊粉层和胚芽的米。糙米含的蛋白质质量较好，含有较多的脂肪和碳水化合物，对肥胖和胃肠功能障碍的患者有很好的疗效，并能调节体内新陈代谢，内分泌异常，净化血液，促进血液循环，强化体质，防治癌症，还能治疗便秘。

咖啡

咖啡是西方人的主要饮料之一。咖啡味苦，具特异香味，含咖啡醇和1.3%的咖啡因生物碱，为麻醉、利尿、兴奋和强心药物。焙炒的咖啡还有助消化的功效；咖啡中含有咖啡因，有刺激中枢神经，促进肝糖原分解，升高血糖的功能。适量饮用可使人暂时精力旺盛，思维敏捷。运动后饮用，有消除疲劳，恢复体力，振奋精神之效。

加分食谱

糙米咖啡

◎ 准备材料：糙米与等量咖啡豆。

◎ 制作方法：

糙米放到锅中干炒，直到变成咖啡色后关火，然后将等量的糙米与咖啡豆混合研成粉末状，再用咖啡壶冲泡即可。

◎ 特点：糙米的麦香味与咖啡的醇香混合在一起，香气迷人。

 鸭肉炖山药，清热止咳

组合功效

老鸭既可补充人体水分又可补阴还能清热止咳，山药的补阴之力更强，与鸭肉共食，可消除油腻，补肺效果更佳。

食物分析

鸭肉

鸭肉中的脂肪酸熔点低，易于消化。所含B族维生素和维生素E较其他肉类多，能有效抵抗脚气病，神经炎和多种炎症，还能抗衰老。鸭肉中含有较为丰富的烟酸，它是构成人体内两种重要辅酶的成分之一，对心肌梗死等心脏疾病患者有保护作用。

山药

山药属薯蓣科多年蔓生草本植物薯蓣的块茎。具有健脾益胃、助消化，滋肾益精，益肺止咳，降低血糖，延年益寿，抗肝昏迷的功效。

加分食谱

山药炖鸭

❀ 准备材料：鸭肉 500 克、山药 200 克，红枣、枸杞、葱、姜、八角、花椒、香叶、陈皮、黄酒、冰糖、盐、胡椒粉均适量。

❀ 制作方法：

鸭肉洗净后切成块，为了吃起来不油腻，可以将所有的皮和肥肉都去掉。加入冷水中火煮开，关火捞出鸭肉，用冷水反复冲洗 2~3 次。然后将锅中加入冷水，放入鸭肉、姜片、葱段、八角、花椒、香叶、陈皮、黄酒。用大火烧开后转中火炖 50 分钟，加入盐调味，再放入山药块、红枣、枸杞和 2 块冰糖，炖 10 分钟，出锅后加入胡椒粉和葱花即可。

❀ 特点：滋阴润肺，补肾，适用于体质虚弱之人。对于健康的人，适时补充一些也大有裨益。

 百合炒鸡蛋，清心安神

组合功效

有滋阴润燥，清心安神的功效。中医认为，百合清痰水、补虚损，蛋黄则能除烦热、补阴血，二者加糖调理，效果更佳。

食物分析

百合

百合为百合科百合属植物百合，或细叶百合的肉质鳞茎。百合除含有维生素 B_1、维生素 B_2、淀粉、蛋白质、脂肪及钙、磷、铁、维生素 C 等营养素外，还含有一些特殊的营养成分，能起到营养滋补、防治疾病的作用。百合还具有养心安神，润肺止咳的功效，对病后虚弱者非常有益。

鸡蛋

鸡蛋被认为是营养丰富的食品，含有蛋白质、脂肪、卵黄素、卵磷脂、维生素和铁、钙、钾等人体所需要的矿物质。对肝脏组织损伤有修复作用；富含 DHA 和卵磷脂、卵黄素，对神经系统和身体发育有利，能健脑益智，改善记忆力，并促进肝细胞再生；鸡蛋中含有较多的 B 族维生素和其他微量元素，可以分解和氧化人体内的致癌物质，具有防癌作用。

<u>**加分食谱**</u>

百合炒鸡蛋

🥚 准备材料：百合 150 克，鸡蛋 3 个（约重 150 克），红椒 10 克，植物油 40 克，精盐 2 克，白糖 1 克，味精 2 克，胡椒粉 1 克。

🥚 制作方法：

百合斜切成片状，加入沸水锅内焯水后捞出，沥干水分。红椒切成 1.5 厘米长的菱形片，把锅放到旺火上，放油烧至六成热，鸡蛋下锅炒散，然后将百合、红椒片放入，加上调料，炒拌均匀，出锅装盘即成。

🥚 特点：色泽明快，口感软嫩。

 炖羊肉别忘加生姜，驱邪逐寒

<u>**组合功效**</u>

羊肉补阳生暖，生姜驱寒保暖，相互搭配，暖上加暖，同时还可驱外邪，并可治寒腹痛。

<u>**食物分析**</u>

羊肉

羊肉性温，冬季常吃羊肉，不仅可以增加人体热量，抵御寒冷，而且还能增加消化酶，保护胃壁，修复胃黏膜，帮助脾胃消化，起到抗衰老的作用；羊肉营养丰富，对肺结核、气管炎、哮喘、贫血、产后气血两虚、腹部冷痛、体虚畏寒、营养不良、腰膝酸软、阳痿早泄以及一切虚寒病症均有很大裨益；具有补肾壮阳、补虚温中等作用，男士适合经常食用。

生姜

生姜是一种极为重要的调味品，同时也可作为蔬菜单独食用，而且还是一味重要的中药材。它可将自身的辛辣味和特殊芳香渗入到菜肴中，使之鲜美可口，味道清香。生姜具有解毒杀菌的作用，并对人体内的自由基有很强的对抗本领，具有抗衰老的作用。生姜还有帮助消化，抑制皮肤真菌和杀灭阴道滴虫的功效，并能治疗各种痈肿疮毒。另外，生姜还可以抑制癌细胞活力、降低癌毒害。

加分食谱

老姜枸杞炖羊肉

◎ 准备材料：羊肉600克，老姜1大段，枸杞8克，盐2小匙，醋、料酒各半碗，油2大匙。

◎ 制作方法：

羊肉洗净后切成块，倒入沸水中加入醋，余烫去腥，捞起，老姜不要去皮，洗净后拍裂。炒锅加热后放入植物油，爆香姜段并下羊肉块拌炒，续入8碗水和料酒，放入枸杞煮沸，改小火慢炖约1小时，等到肉熟烂后，加入盐调味即可。

◎ 特点：羊肉是温补食物，此菜可增进体力，改善新陈代谢与身体循环，驱邪逐寒。

菠菜与胡萝卜同食，降低中风危险

组合功效

每天吃一定量的菠菜和胡萝卜，可明显降低中风危险。这主要得益于β胡萝卜素，它可以转化成维生素A，防止胆固醇在血管壁上积结，保持脑血管畅通，从而防止中风。

食物分析

菠菜

菠菜中含有大量的植物粗纤维、胡萝卜素、维生素 C、钙、磷及一定量的维生素 E 等有益成分，可以起到促进生长发育、增强抗病能力，保障营养、增进健康，促进人体新陈代谢，清洁皮肤、抗衰老的作用。

胡萝卜

胡萝卜里含有大量胡萝卜素以及植物纤维、维生素 A，并含有降糖物质，有利膈宽肠、健脾除疳、增强免疫功能、降糖降脂的作用。

加分食谱

菠菜胡萝卜饭

◎ 准备材料：白米 1 碗，菠菜 6 棵，胡萝卜 1 只，蒜蓉 2 汤匙，油 3 汤匙，盐、白糖、香油适量。

◎ 制作方法：

菠菜洗净后切去根部，菜梗切成细丁，菜叶切成细丝。胡萝卜去皮，也切成细丁。往锅内放 1 碗白米，然后注入适量清水，以刚没过手背为宜，即可按下煮饭键开始煮饭，煮至开关跳起。将胡萝卜丁盛到碗内，加入白糖、盐和汤匙香油拌匀，倒入煮好的米饭上。然后将菠菜也倒入煮好的米饭上，用勺子搅拌均匀，加盖焖 15 分钟。最后，烧热 3 汤匙油，倒入蒜蓉以中火炒香，然后将蒜蓉和油都倒入米饭中，拌匀即成。

❀ 特点：

菠菜和胡萝卜都含有丰富的胡萝卜素和多种微量元素，具有养血，止血，敛阴，润燥、促进新陈代谢、延缓衰老、增强免疫力等多种治病养生功效，而且材料普通，吃起来也是色香味俱全。

 ## 大蒜加猪肉，促进维生素吸收

组合功效

吃肉时吃点大蒜，不仅可使 B 族维生素的析出量提高数倍，还能使它原来溶于水的性质变为溶于脂的性质，从而延长 B 族维生素在人体内的停留时间，这样对促进血液循环以及尽快消除身体疲劳，增强体质等都有重要的营养意义。

食物分析

大蒜

大蒜中含有杀菌作用很强的大蒜素，可杀灭多种细菌，对皮肤真菌、阿米巴原虫、阴道滴虫也有杀灭作用。它还可抗创伤感染，抗原虫和滴虫，抗乳腺癌、胃癌，降血压，降血糖，增加胃液，增加机体免疫能力，软化血管，调节内分泌腺以利于脂肪和碳水化合物的消化吸收。

猪肉

猪肉是目前人们餐桌上重要的动物性食品之一。猪肉纤维较为细软，结缔组织较少，肌肉组织中含有较多的肌间脂肪，因此，经过烹调加工后肉味特别鲜美。猪肉为人类提供优质蛋白质和必需的脂肪酸。猪肉可提供血红素（有机铁）和促进铁吸收的半胱氨酸，能改善缺铁性贫血。

主治热病伤津、消渴羸瘦、肾虚体弱、产后血虚、燥咳、便秘。

有补虚、滋阴、润燥、滋肝阴，润肌肤，利二便和止消渴的功效。猪肉煮汤饮下可急补由于津液不足引起的烦躁、干咳、便秘和难产。

加分食谱

大蒜炒猪肉

🍳 准备材料：猪五花肉 200 克，大蒜 100 克，姜 5 克（2 片），红辣椒 5 克，黄酒 1 汤匙，老抽 1 汤匙，油、味精、香辣酱适量。

🍳 制作方法：

五花肉切成薄片，大蒜头用刀拍扁再切成段，姜切成片，红椒切成碎粒。锅中放入油加热至 7 成熟，下姜片和五花肉爆炒。当肉片变白透明时，淋上老抽、加入黄酒、香辣酱继续炒至肉片入味，在起锅时，将大蒜倒入，并与肉片一起炒熟后，装盘即可。

🍳 特点：大蒜和五花肉的搭配一直被推崇为最佳组合。五花肉脂肪含量高，大蒜降血脂，这种互补组合正好解决了嗜肉者的心病，并且可促进维生素的吸收。

 炖鲤鱼别忘放米醋，消肿利湿

组合功效

鲤鱼本身有涤水之功效，人体水肿除肾炎外大都是湿肿，米醋有利湿的功能，若与鲤鱼共食，利湿的功能倍增。

食物分析

鲤鱼

鲤鱼所含的蛋白质不但含量高，而且质量佳，人体消化吸收率可达 96%，并能供给人体必需的氨基酸、矿物质、维生素 A 和维生素 D；鲤鱼的脂肪多为不饱和脂肪酸，能很好地降低胆固醇，可以防治动脉硬化、冠心病，因此，多吃鱼可以健康长寿。鲤鱼对孕妇胎动不安、妊娠性消肿有很好的食疗效果。鲤鱼汤可治疗小儿身疮。中医学认为，鲤鱼各部位均可入药。鲤鱼皮可治疗鱼梗；鲤鱼血可治疗口眼歪斜。

米醋

米醋是众多种类醋中营养价值较高的一种，含有丰富的碱性氨基酸、糖类物质、有机酸、维生素 B_1、维生素 B_2、维生素 C、无机盐、矿物质等。

加分食谱

清炖鲤鱼

⊕ 准备材料：鲤鱼 500 克，米醋 20 克，葱、姜、蒜、香菇、枣、精盐、酱油、料酒、食用油适量。

⊕ 制作方法：

将鱼洗干净，用精盐浸渍 5～10 分钟待用。在锅内放入少许油，油烧开后，用葱花炝锅，加入适量水，将鱼放到锅内，再放入料酒、葱、姜、蒜、醋、枣、香菇，用大火烧开。开锅后，用慢火炖 30 分钟即可。

⊕ 特点：此品富含蛋白质、脂肪、碳水化合物、维生素 A 和钙、磷、钠、铁等元素。鱼肉是由肌纤维较细的单个肌群组成，所以鱼肉中可以保持较多的水分，肉质非常细腻。

 豆腐炖萝卜，促进营养吸收

组合功效

豆腐富含植物蛋白，脾胃弱的人多食会引起消化不良。萝卜，特别是白萝卜，有消食化积的功能，两者合用有助于胃肠道的消化吸收。

食物分析

豆腐

豆腐及豆腐制品不光蛋白质含量丰富，更难得的是豆腐蛋白属完全蛋白，不仅含有人体必需的八种氨基酸，而且比例也接近人体需要，营养价值较高。豆腐含有雌激素、卵磷脂，具有保护血管内皮细胞不被破坏，预防骨质疏松、乳腺癌和前列腺癌的发生，以及保护神经、大脑发育的作用，并对病后的调养、减肥、细腻肌肤有好处。

萝卜

萝卜含有能诱导人体自身产生干扰素的多种微量元素，可增强机体免疫力，并能抑制癌细胞的生长，对防癌、抗癌有重要意义。萝卜中的芥子油和膳食纤维可促进胃肠蠕动，有助于体内废物的排出。常吃萝卜可降低血脂、软化血管、稳定血压，预防冠心病、动脉硬化、胆石症等疾病。

<u>**加分食谱**</u>

◎ 准备材料：豆腐2块，白萝卜500克，葱段、姜片、料酒、花椒、胡椒面、盐各适量。

◎ 制作方法：

豆腐切成小块，放到开水中焯一下。白萝卜去皮，切成条，用开水焯下，去生味后捞出，重新加入开水锅中。放入盐、葱、姜、料酒、花椒、胡椒面，并将白萝卜、豆腐放入锅中炖10~20分钟即可。

◎ 特点：豆腐有清肺热、止咳消痰之功效，萝卜也有清热生津、化痰止咳等功效。

给营养减分的食物组合

 ## 牛奶巧克力同食易导致缺钙

<u>**搭配禁忌**</u>

一些人爱把牛奶和巧克力一起吃，这是不科学的。牛奶加巧克力

会使牛奶中的钙与巧克力中的草酸生成"草酸钙"，会导致缺钙、腹泻、小孩发育推后、毛发干枯，还容易导致骨折和尿路结石。

食物分析

牛奶

牛奶是牛的乳汁，营养价值极高。牛奶具有促进胃液分泌和肠胃蠕动的作用，在肠道中可转化为乳酸，抑制腐败菌生长。牛奶虽好，但在饮用牛奶时要注意不要喝暴露在光线下的鲜奶、喝牛奶要有正确的方法、牛奶与许多物质不能同时食用、肠胃手术后的病人忌喝牛奶。

巧克力

巧克力是以可可粉为主要原料制成的一种甜食。它含有红葡萄酒中所含有的抗氧化物，且含有蛋白质、脂肪、碳水化合物、维生素E、能量等其他成分，但容易胃灼热、头痛、罹患心血管疾病、糖尿病及过胖者不适合吃巧克力。

 ## 萝卜加木耳易导致皮炎

搭配禁忌

萝卜与木耳同食不利于某些特殊敏感性体质的人，容易引起过敏性皮炎。最好是不要将这两种食物混合食用。

食物分析

萝卜

萝卜能增强机体免疫力，并抑制癌细胞的生长，对抗癌、防癌有重要意义，萝卜还有助于体内有害物质的排出，并能起到软化血管，降低血脂，稳定血压，预防冠心病、动脉硬化、胆石症等疾病的作用。但吃得不科学，就会伤害身体。萝卜忌与橘子同食，不宜与胡萝卜同吃，而且吃了萝卜后，短时间内就不要再吃柿子、梨、苹果、葡萄等含有大量植物色素的水果。

木耳

木耳是一种营养丰富的食用菌，它对胆结石、肾结石等内源性异物有比较显著的化解功能。黑木耳能减少血液凝块，预防血栓等病的发生，有防治动脉粥样硬化和冠心病的作用。它含有抗肿瘤活性物质，能增强机体免疫力，经常食用可防癌抗癌。但是，在食用木耳时，不宜与田螺同食，也不宜与野鸭同食，如果患有痔疮者，木耳不能与野鸡同食。

菠菜炖豆腐，易生结石

搭配禁忌

菠菜里有草酸，会同豆腐里的钙起化学反应，形成不溶性物质草酸钙。这样，豆腐的钙就不能被人体利用。如果把切好的菠菜放在开水中焯一下，使草酸溶解于开水中，草酸倒是去掉大部分，但菠菜里的维生素 A、维生素 C 和维生素 B_1 却又受到破坏，顾此失彼。

食物分析

菠菜

菠菜富含草酸。据测定，每 100 克菠菜中含 360 毫克的草酸，草酸进入人体后，极易与钙结合生成不溶性草酸钙，不能被吸收，造成人体缺钙，从而延缓病体痊愈。此外，菠菜较冷滑，肠胃较虚寒或经常腹泻的人，不宜大量食用。菠菜中的铁，只有 1% 被吸收，其余 99% 与菠菜自身的草酸结合，不容易被吸收菠菜还干扰锌的吸收，也影响钙的吸收。

豆腐

虽然豆腐有诸多的优点，但在日常的饮食中不宜多吃，食用过量会危害健康。

如果食用豆腐过多，就会出现消化不良、肾功能衰退、碘缺乏并引起痛风发作。老年人和肾病、缺铁性贫血、动脉硬化、痛风病患者更要控制食用量，另外，豆腐与葱也不能同食。

羊肉西瓜同食会伤元气

搭配禁忌

中医认为，吃羊肉后进食西瓜容易"伤元气"。这是因为羊肉性味甘热，而西瓜性寒，属生冷之品。进食西瓜后不仅大大降低了羊肉的温补作用，且有碍脾胃。对于阳虚或脾虚的患者，极易引起脾胃功能失调。因此，吃完羊肉后不宜大量进食西瓜、黄瓜等寒性食物。

食物分析

羊肉

羊肉具有温补作用，最宜在冬天食用。羊肉性温热，常吃容易上火，因此，吃羊肉时要搭配凉性和甘平性的蔬菜，能起到清凉、解毒、去火的作用。凉性蔬菜一般有冬瓜、丝瓜、油菜、菠菜、白菜、金针菇、蘑菇、莲藕、茭白、笋、菜心等；而红薯、土豆、香菇等是甘平性的蔬菜。

吃羊肉时最好搭配豆腐，它不仅能补充多种微量元素，其中的石膏还能起到清热泻火、除烦、止渴的作用。羊肉和萝卜做成一道菜，则能充分发挥萝卜性凉，可消积滞、化痰热的作用。

吃羊肉虽然好处很多，但食物搭配中也有一定的禁忌。不宜同时吃醋、不宜同时吃南瓜、不宜马上饮茶。而肝炎病人忌吃羊肉。

西瓜

西瓜营养丰富，中医认为，西瓜性寒味甘，具有清热解暑、除烦止渴、利小便等功效，因此是夏季的最佳水果。但是吃西瓜时，也有一些需要注意的问题。吃西瓜时不宜吃得过多、不要吃打开过久的西瓜、感冒初期不要吃西瓜、肾功能不全者和口腔疾病患者不要吃西瓜、糖尿病患者也要少吃西瓜。

 火腿与乳酸饮料同食，容易致癌

搭配禁忌

常常吃三明治搭配优酪乳当早餐的人要小心，三明治中的火腿、培根等和乳酸饮料（含有机酸）一起食用，容易致癌。不能把火腿与乳酸饮料同食，以免增加癌症风险。

食物分析

火腿

火腿适宜气血不足者食用，适宜脾虚久泻、胃口不开者食用，适宜体质虚弱、虚劳怔忡、腰脚无力者食用。但是，并不是所有人都适合食用火腿。脾胃虚寒的泄泻下利之人，不宜多食；老年人、胃肠溃疡患者禁食；患有急慢性肾炎者忌食；凡浮肿、水肿、腹水者忌食；感冒未愈、湿热泄痢、积滞未尽、腹胀痞满者忌食。

乳酸饮料

乳酸饮料可分为发酵型和调配型两种，牛奶的营养无法充分被人体吸收，但经过乳酸菌发酵后便于人体消化和吸收，而且在生产过程中可产生大量维生素、氨基酸等对身体有益的物质。调配型乳酸饮料主要成分与纯牛奶差不多，有乳糖不适症者仍然不能充分吸收其营养。

 牛肉炖栗子，当心呕吐

搭配禁忌

牛肉和栗子都属于比较温和的食物，对胃有很好的滋补作用。但是栗子中富含维生素 C，它会与牛肉中的微量元素发生反应，从而削弱栗子的营养价值；同时，二者搭配不利于消化，容易引起消化不良，不宜同食。因此，牛肉和栗子要分开食用，也不可同炖同煮。

食物分析

牛肉

牛肉有补中益气，滋养脾胃，强健筋骨，化痰息风，止渴止涎之功效，适宜于中气下陷、气短体虚、筋骨酸软、贫血久病及面黄目眩之人食用。牛肉虽好，但食用的时候需要注意以下禁忌。

对有内热的患者应少用，与韭菜、姜、桂皮、辣椒合用会增进祛寒生热的作用，热性病者少用。牛肉不宜熏、烤、腌炙，以免产生苯并芘和亚硝胺等致癌物质。牛肉属"发物"范畴，发热、过敏、疮疖、湿疹、疮疡及肿毒性疾病患者当慎食。牛肉属于高蛋白食品，肾炎患者不可多食，以免加重肾脏负担，与氨茶碱类药物同用，也会使其疗效下降。牛肉与田螺或牛肉与橄榄同食，不易消化，有时会引起腹胀。白酒为大温大热之品，饮白酒吃牛肉对温热体质的人犹如生火添热，容易引起面赤身热，疮疖恶化。

栗子

栗子的营养保健价值虽然很高，但也需要食用得法。栗子不能一次大量吃，吃多了容易胀肚，每天只需吃 6 ~ 7 粒，坚持下去就能达到很好的滋补效果。选购栗子的时候不要一味追求果肉的色泽洁白或金黄。果肉金黄色的有可能是经过化学处理的栗子，相反，如果炒熟后或煮熟后果肉中间有些发褐，是栗子所含酶发生"褐变反应"所致，只要味道没变，对人体没有危害。

 ## 鸡蛋配豆浆，降低蛋白质的吸收

搭配禁忌

鸡蛋里的蛋清含有黏性蛋白，而豆浆中的胰蛋白酶抑制物能抑制人体蛋白酶的活性，影响蛋白质在人体内的消化和吸收，它与鸡蛋中的黏性蛋白结合，会使蛋白质的分解受到阻碍，从而降低人体对蛋白质的吸收和利用。

食物分析

鸡蛋

鸡蛋是人们常吃的食物，很多人都知道它的营养价值很高，却忽略了吃鸡蛋的饮食禁忌。在日常饮食中，要注意煮老的鸡蛋要忌吃，鸡蛋不能与糖同煮吃，煮熟鸡蛋冷水浸后忌存放，炒鸡蛋时不需要放味精。

豆浆

豆浆，是将大豆用水泡后磨碎、过滤、煮沸而成。豆浆营养非常丰富，且易于消化吸收。但是，错误的饮食习惯会导致豆浆的营养被破坏，甚至损害健康。要忌喝未煮熟的豆浆、忌装到保温瓶内、忌空腹饮豆浆、忌冲红糖、忌与药物同饮。

水果加海鲜，消化成难题

搭配禁忌

葡萄、山楂、石榴、柿子等水果中都含有鞣酸，与海鲜同食，水产品中的蛋白质与鞣酸结合就会沉淀凝固，形成不容易被人体消化的物质，出现呕吐、腹胀、腹痛、腹泻等症状。两者应间隔4小时以上食用。

食物分析

水果

有些人爱吃水果，甚至有时候把水果当饭吃，但很多时候却忽略了在吃水果上的一些禁忌。

苹果禁忌：不宜食用过多；不宜与萝卜同食。

梨禁忌：不宜食后饮开水，易致腹泻。

桃禁忌：不应食用两仁的桃子。

橘子禁忌：不宜和牛奶同时食用；不宜与萝卜同时食用；不宜与黄瓜同时食用。

橙子禁忌：忌食用未成熟之品；久病者禁食。

柠檬禁忌：不宜与牛奶同时食用；不宜与胡萝卜、黄瓜同时食用。

葡萄禁忌：不宜与萝卜同时食用。

西瓜禁忌：不宜切开冰冻久放后食用。

杏禁忌：不宜与黄瓜、胡萝卜同时食用；不宜与牛奶、鸡蛋等含蛋白质丰富的食物同时食用。

李子禁忌：不宜与鸡蛋同食；不宜与蜂蜜同食。

菠萝禁忌：未作加工处理不宜食用；不宜与蛋白质丰富的牛奶、鸡蛋同时食用；不宜与萝卜一起食用。

荔枝禁忌：不宜与胡萝卜及黄瓜同时食用。

杨梅禁忌：不宜和牛奶同时食用；不宜和萝卜同时食用；不宜和黄瓜一起食用；不宜和大葱同时食用。

猕猴桃禁忌：不宜与番茄、黄瓜等食物一起食用。

海鲜

海鲜，包括鱼、虾、蟹、贝类，是人们日常膳食中不可缺少的部分。但孕妇和哺乳期妇女应该少吃海鲜，每周最多 2 次，每次 100 克以下，而且不要吃金枪鱼、剑鱼等含汞量高的海鱼。患有痛风、关节炎和高尿酸血症的病人应少吃海鲜。此外，甲状腺功能亢进的病人应少吃海鲜。还应当注意，吃海鲜时不宜畅饮啤酒，这样容易导致血尿酸水平急剧升高，诱发痛风，以致出现痛风性肾病、痛风性关节炎等。

螃蟹与柿子同食，当心中毒

搭配禁忌

螃蟹和柿子是不能一起吃的。因为螃蟹与柿子均属寒性食品，同时吃易引起胃寒腹痛等症状，影响消化功能，有腹痛、呕吐、腹泻的反应，严重的可以阻塞胃肠道，出现肠梗阻，伴随剧烈的腹痛、呕吐，有时甚至会引起胃出血。这在医学上称为"柿石症"或叫"柿团症"。

食物分析

螃蟹

螃蟹不可与红薯、南瓜、蜂蜜、橙子、梨、石榴、西红柿、香瓜、花生、蜗牛、芹菜、柿子、兔肉、荆芥同食。

另外，由于螃蟹性寒，并含有大量蛋白质和较高的胆固醇，故以下十种人不宜多食：

1. 慢性胃炎、胃溃疡及十二指肠溃疡、胆结石、胆囊炎等患者不宜食用，因螃蟹可使旧病复发。

2. 皮肤病患者，如皮炎、癣症、疥毒等，食后可使病情恶化，难以治愈。

3. 患有对蟹过敏的疾病，如支气管哮喘、过敏性紫癜、过敏性肺炎等，食后可引起急性发作。

4. 肝炎活动期、恢复期、迁延期患者，吃螃蟹不利康复，反而加重。

5. 急、慢性胃肠道感染患者，如慢性肠炎、菌痢、急性胃肠炎等，食后会使腹泻、腹痛、呕吐等症状加重。

6. 正在发热的病人，食用螃蟹可使病情加剧，影响治疗，拖延病程。

7. 脾胃虚寒的人，吃蟹后容易引起腹泻、腹痛、消化不良等，故以不吃或少吃为好。

8. 心、脑血管疾病患者，如高血压、高血脂、冠心病、动脉硬化、脑血管意外等食而有害。据测定，每100克蟹黄中含胆固醇高达470毫克，对上述病人极为不利，故不宜食用。

9. 婴幼儿。因消化器官发育不完善，消化吸收能力差，故不宜多食。

10. 老年人。因消化系统脏器老化，功能衰退，消化吸收能力差，食蟹时切忌贪多，更不能暴食。

柿子

吃些柿子对人体健康是很有益的。柿子虽然甜脆可口，但食用时却禁忌颇多。柿子性寒，凡脾虚泄泻或便溏、体弱多病、产后恢复者以及外感风寒患者，均忌食用。柿子不能过量食用，也不宜过食未成熟的柿子或去皮的柿子。

第八章
打造适合你和家人的营养方案

 婴儿的营养方案

营养需求

婴儿对营养素的需要量与成人存在很大差异，婴儿愈小，相对体重而言的营养素需要量就愈高。由于婴儿体内营养素的储备量相对较小，适应能力也差，一旦不能及时合理地摄入某些营养素或者发生消化功能紊乱，短时间内就可明显影响婴儿的发育进程。

热量

正常婴儿初生时需要的热量为每日每千克体重 100~120 千卡（418~502 千焦）。热量的需要在婴儿初生时为最高点，以后随月龄的增加而逐渐减少，1 岁左右时减至 80~100 千卡（335~418 千焦）。

蛋白质

婴儿时期的身体不仅需要大量的蛋白质，而且对蛋白质的质量要求很高，也就是说要有足够的优质蛋白质供给。母乳可以为新生儿提供生物价很高的蛋白质，母乳喂养时婴儿蛋白质的需要量为每日每千克体重 1~3 克；牛乳喂养时为 35 克；主要以大豆及谷类蛋白质供给时则为 4 克。

脂肪

婴幼儿需要各种脂肪酸和脂类。初生时脂肪占总热量的 45%~50%，随月龄的增加，逐渐减少到占总热量的 30%~40%。必需脂肪酸提供的热量不应低于总热量的 3%。脂肪摄入过多可导致食欲不振，消化不良及肥胖等。

碳水化合物

婴幼儿期碳水化合物以占总热量的 50%～55% 为宜。碳水化合物的主要来源是糖类和淀粉。婴儿碳水化合物的摄入量在头 8 个月内增加迅速，第 8 个月时碳水化合物的膳食摄入量基本达到 110 克，已经是第一个月的 2 倍左右。随后的月份，碳水化合物膳食摄入逐步增加。

矿物质

婴儿的钙磷比以 1.6～1.8：1 为宜，0～6 个月纯母乳喂养婴儿每天钙的适宜摄入量为 300 毫克，人工喂养的婴儿每天钙的适宜摄入量为 400 毫克；6～12 个月婴儿每天钙的适宜摄入量为 400 毫克。婴儿出生时体内的铁储存量大致与出生体重成比例。足月婴儿身体的平均铁储存量可满足 4～6 个月的需要。用配方食品喂养的婴儿应常规补充铁剂。5 个月以上的婴儿开始需要从膳食中补充铁。6 个月以上婴儿每天铁的适宜摄入量为 10 毫克。

锌：锌是体内很多酶的重要组成成分之一，足月婴儿每天锌的平均需要量为 6.7 毫克。

钠：婴儿出生后 3 个月内每日每千克体重约需钠 11.5 毫克，6 个月时为 4.6 毫克，以供生长。

维生素

维生素 A：0～12 个月婴儿维生素 A 的推荐摄入量为每天 400 微克视黄醇当量，即 1332 国际单位。

维生素 D：0～12 个月婴儿维生素 D 的推荐摄入量为 10 微克，即 400 国际单位。

维生素 B_1：0～6 个月婴儿和 6～12 个月婴儿维生素 B_1 的推荐摄入量为每天 0.2 毫克和 0.3 毫克。

维生素 B_2：0～6 个月婴儿和 6～12 个月婴儿维生素 B_2 的推荐摄入

量为每天 0.4 毫克和 0.5 毫克。

维生素 C：0~6 个月婴儿和 6~12 个月婴儿维生素 C 的推荐摄入量为每天 40 毫克和 50 毫克。

水

正常婴儿对水的每日绝对需要量大约为每千克体重 75~100 毫升。但婴儿代谢率较高，易发生脱水。因此，建议每日每千克体重供给水 150 毫升。

营养方案

想要宝宝长得健康、长得壮，必须做到两点：均衡的营养与足够的睡眠。婴儿出生几个月后，每天体重会增加约 25 克，家长必须确保宝宝能够摄取足够的营养，才能供应快速生长的需要。母乳即是最佳的营养来源，对于新生儿到 6 个月的宝宝来说，母乳不但能提供足够且均衡的营养，还能增进宝宝的免疫能力。过了 4 个月之后，就要逐渐添加辅食，必须以能提供热量、蛋白质、脂肪、矿物质、维生素和微量元素的食物为主。不过每个婴儿对营养的需求不同，家长应该针对宝宝的具体情况来调整他们的饮食。

出生至三个月婴儿的营养方案

1. 以母乳或其他乳类喂养为主，从母乳或配方奶中获得充足的热量和营养。

2. 补充维生素 D 应从出生后第 3 周开始。母乳喂养儿每天添加浓鱼肝油滴剂 2~3 滴，3 个月时增至 4 滴，每天分 2 次喂食。

3. 从 2 个月开始，宝宝能够添加的辅助食品只是富含维生素 C 的新鲜果汁或果蔬汁，如纯鲜苹果汁、纯鲜橙汁、纯苹果胡萝卜汁等。能更好地促进铁在肠道吸收，防止宝宝发生贫血。

◎ 小贴士：

1. 果汁加热时间不宜过久，温度不宜过高，以免维生素 C 被破坏。

2．尽量让宝宝多次、反复尝试不同口味的果汁。

3．发现宝宝皮肤过敏或出现腹泻，应暂时停止喂食。

4．由于配方奶中已补充维生素 D，可根据各个品牌配方奶中所含的维生素 D 量及婴儿奶量，计算是否还需加添多少维生素 D。

四至五个月婴儿的营养方案

1．浓鱼肝油滴剂应从每天 4 滴逐渐增至 6 滴，分 2 次喂食。

2．菜汁、果汁应从 3 汤匙逐渐增至 5 汤匙，分 2 次喂食。

3．开始给宝宝吃煮熟的蛋黄。从四分之一只开始，先压碎后放入米汤或奶中调匀后喂食，待适应后增至半只。

4．从 4 个月半起，在母乳喂养的基础上，给宝宝添加富含铁的纯米粉（按说明），或每天 1 汤匙很烂的无米粒稀粥。如果宝宝消化情况良好，从 5 个月起烂粥增至 2～3 汤匙，再加上半匙菜泥，分 2 次喂食。

◉ 小贴士：

1．刚开始添加米粉时可用小汤匙喂食，将米粉送到宝宝唇边吸吮。

2．泥糊状食物添加时要由少到多，由一种到多种。

3．添加新的食物最好在上午。

4．一种食物添加后，最好持续喂 3～5 天再更换另一种食物。

5．宝宝患病时停止添加新食物。

六个月至八个月婴儿的营养方案

1．从这时起到 12 个月，浓鱼肝油每天保持 6 滴左右，分 2 次喂食。

2．菜汁、果汁增至每天 6 汤匙，分 2 次喂食。

3．煮熟蛋黄增至每天 1 只，可过渡到蒸蛋羹，每天半只。

4．稀粥由稀略增稠些，每天先喂 3 汤匙，分 2 次喂食，逐步增至

5~6 汤匙；也可添加燕麦粉、混合米粉、配方米粉系列。

5. 在稀粥或米粉中加上 1 汤匙菜泥，如胡萝卜泥或南瓜泥，稍稍加一点盐。

6. 如果宝宝吃得好可以减去一次喂奶。

⊙⊙ 小贴士：

1. 添加新食物时，同时给予几种宝宝熟悉的食物，让他们乐于接受新食物。

2. 米粉可以混合肉泥、果蔬泥、面条一起喂食。

3. 这一阶段是宝宝学习咀嚼和喂食的敏感期，尽可能提供多口味食物让宝宝尝试，并把多种食物自由搭配，满足宝宝的口味需要。

九个月至十个月婴儿的营养方案

1. 从这个时候起，可参考下列程序进食：

早晨 6 点喂母乳；

上午 10 点稠粥 1 碗（100 ~ 120 毫升），菜泥或碎菜 2 ~ 3 汤匙，蛋羹半只；

下午 2 点喂母乳或牛奶；

下午 6 点喂稠粥或烂面条 1 碗，蛋羹半只，除菜泥外还可在粥中加豆腐末、肉末、肝泥等；

晚上 10 点喂母乳或牛奶。

2. 如果宝宝吃得顺利，可少喂 1 次奶或开始考虑断奶。

⊙⊙ 小贴士：

1. 宝宝的牙齿已陆续萌出，可给一些酥软的手指状食物，锻炼咀嚼和抓握感。

2. 当宝宝对添加的食物做出古怪表情时，妈妈一定要耐心，大约接触 10 次以上宝宝才能接受。

3. 尽量让宝宝接触多种口味的食物，只有这样他们才更愿意接受新食物。

九个月至十个月婴儿的营养方案

1. 宝宝可以吃接近一般的食品了，如软饭、煮烂的菜、水果、小肉肠、碎肉、面条、馄饨、小饺子、小蛋糕、蔬菜薄饼、燕麦片粥等，都可给喂食。但蔬菜要多样化，逐步取代母乳或牛奶，使辅助食品变为主食。

2. 如果正处于春天或秋凉季节，可以考虑断奶。

🎧 小贴士：

1. 小肉肠等手指样食物可让宝宝自己抓着吃，增添进食乐趣。

2. 不可用食物来奖惩宝宝喜不喜欢吃新食物，应借助进食建立亲子关系。

饮食禁忌

摄入过量的蛋白质会加重婴儿未成熟的肾脏的负担，甚至会发生腹泻、脱水、酸中毒等。

另外，钠的摄入量也不宜过多。钠摄入过量会对肾功能造成不良影响，6 个月前婴儿食用的菜水、菜泥中应不加盐，以免增加肾脏负担并诱发成年高血压。钠的推荐摄入量为 0~6 个月婴儿每天 200 毫克，6~12 个月婴儿每天 500 毫克。

各阶段营养餐谱

4 个月婴儿营养餐谱

时间	6：00	9：30	11：00	13：00	16：30	17：30	20：00
星期一	奶	奶、米糊	菜水	奶	奶	水果泥	奶
星期二	奶	奶、米汤	菜水	奶	奶	苹果泥	奶
星期三	奶	奶、蛋黄泥	西红柿汁	奶	奶	胡萝卜泥	奶
星期四	奶	奶、米糊	西瓜水	奶	奶	梨泥	奶
星期五	奶	豆奶、米糊	苹果汁	奶	奶	胡萝卜泥	奶
星期六	奶	奶、藕粉	香蕉泥	奶	奶	苹果汁	奶
星期日	奶	奶、土豆糊	果汁	奶	奶	香蕉泥	奶

5个月婴儿营养餐谱

时间	6：00	9：30	11：00	13：00	16：30	17：30	睡前
星期一	奶	青菜汁、奶、米糊	苹果泥	奶	奶	枣泥	奶
星期二	奶	蛋黄、奶、米糊	橘子汁	奶	奶	苹果泥	奶
星期三	奶	奶、肝泥	香蕉泥	奶	奶	香蕉泥	奶
星期四	奶	奶、藕粉	梨汁	奶	奶	土豆泥	奶
星期五	奶	青菜汁、奶、米糊	苹果汁	奶	奶	枣泥	奶
星期六	奶	奶、米糊	西红柿水	奶	奶	香蕉泥	奶
星期日	奶	奶、胡萝卜泥	苹果泥	奶	奶	橘子汁	奶

6个月婴儿营养餐谱

时间	6：00	9：30	11：00	13：00	16：30	17：30	睡前
星期一	奶	大米烂粥、肝泥	苹果泥	奶	鸡蛋、菜泥、烂饭	香蕉泥、奶	奶
星期二	奶	小米烂粥、鱼泥	橘子汁	奶	菜泥、烂饭、枣泥、奶	奶	奶
星期三	奶	鸡汤、青菜汁、薄面片	香蕉泥	奶	青菜泥、蛋黄粥、胡萝卜泥、奶	奶	奶
星期四	奶	蛋、米糊、碎血豆腐	梨汁	奶	土豆泥、米粥	西瓜汁、奶	奶
星期五	奶	蛋黄、烂面条、虾仁泥	菜水	奶	二米粥	苹果泥、奶	奶

续 表

时间	6：00	9：30	11：00	13：00	16：30	17：30	睡前
星期六	奶	蛋黄粥、碎豆腐	枣泥	奶	面包粥、土豆泥	橘子汁、奶	奶
星期日	奶	蛋黄、米汤、胡萝卜泥	苹果泥	奶	鸡蛋羹、菜泥	香蕉泥、奶	奶

7~9个月婴儿营养餐谱

时间	6：00	9：30	12：00	15：30	18：30	睡前
星期一	奶、煮鸡蛋饼干	奶、苹果	肉末、青菜粥	奶、蛋糕	胡萝卜鸡肉面条	奶
星期二	奶、面包煎鸡蛋	奶、梨	菜肉小包子、玉米面粥	奶、饼干	红枣小米粥、黄瓜肉末	奶
星期三	奶、馒头片	奶、橘子	枣粥、鸡蛋炒豆腐、虾皮	奶、点心	二米粥、炖鱼	奶
星期四	奶、点心	奶、梨	红豆粥、青菜炒肝	奶、饼干	鸡蛋饼、黄瓜肉末鸡蛋汤	奶
星期五	奶、绿豆糕鸡蛋羹 奶、西瓜	鸡肉末粥、素鸡炒洋葱	奶、面包	豆腐青菜肉末粥	奶	
星期六	奶、饼干	豆奶、苹果、点心	虾肉炒青菜、枣小米鸡蛋粥	奶、馒头片	虾皮小馄饨	奶
星期日	牛奶、面包鸡蛋羹	奶、饼干、山楂	二米稀粥、煮鸡肝、黄瓜炒鸡蛋	奶、点心	小米蛋花粥、肉炖豆角	奶

10~12 个月婴儿营养餐谱

时间	6：00	9：00	12：00	15：30	18：30	睡前
星期一	蛋奶、馒头片	豆奶、水果点心	大米烂饭、猪肝炒、紫菜虾皮汤	馄饨、水果	二米粥、肉炒干豆腐、菜花炒肉	奶
星期二	奶、蛋黄、馒头片	米粉、水果	青菜鸡肉面	奶、水果	小馅饼、鸡蛋肉汤	奶
星期三	奶、蛋黄、饼干	绿豆糕、水果汁	大米绿豆软饭、煎带鱼、排骨豆角汤	奶、水果	黄瓜鸡汤、面条	奶
星期四	奶、蛋糕、饼干	馒头片、豆奶、西红柿汁	小米饭、虾仁肉末汤、黄瓜片炒肉	奶、水果	肉末青菜饺子鸡蛋银耳汤	奶
星期五	蛋、奶、小肉包子	馒头片、果汁	酥饼、小白菜肉丸子	奶、水果	大枣软饭、青椒炒猪肝、茄子、土豆炖肉	奶
星期六	奶、发糕、鸡蛋	豆奶、饼干	芝麻花生粥、肉末炒胡萝卜、冬瓜片	奶、水果	小花卷、紫菜虾皮肉、菜花炒肉	奶
星期日	豆奶、馒头片、鸡蛋	果汁、米粉	猪肝粥	奶、水果	小豆鸡蛋羹	奶

 幼儿与学龄前儿童的营养方案

1~3 岁幼儿的营养方案

营养需求

幼儿期的生长发育虽不如婴儿期迅速，但仍比年长儿和成人快，对营养物质的需求仍相对较多，能量、蛋白质、脂肪、矿物质及维生素的需求量已达成年人的50%左右，其中蛋白质的需要量为每日40~50克，脂肪为每日35~40克。幼儿必须摄取比例适当的营养素以平衡膳食，蛋白质、脂肪与碳水化合物供给量比例应为1：1、2：4，不可偏废。

营养方案

对于幼儿的营养方案，应该以平衡膳食为主。平衡膳食是指一日中各种营养素品种齐全，比例恰当，所提供的热量和各种营养素符合幼儿身体需要的一种膳食。

精细搭配为幼儿的主食。肉蛋奶类：包括畜肉类、禽肉蛋类、奶类及动物的内脏、血等，比如鸡鸭肉、猪牛羊肉、禽蛋类食物主要包括鸡蛋、鸭蛋、鹅蛋和鹌鹑蛋等；禽畜内脏主要有猪肝、猪腰子、养肝、鸡心、鸭肝等，禽畜血类食物主要包括猪血、鸭血等。以补充婴儿的动物蛋白，其应占总摄入蛋白质的50%；蔬菜水果类，各种红、绿、黄色蔬菜以补充维生素A、C和铁，水果补充维生素C等。油脂类：增加热能及脂肪酸，提高膳食的香味，比如猪肉、猪油、黄油、动物内脏、腊肠等；硬果糖类应少摄入，比如各种硬质的水果糖。每日设计的食谱应包括15~30种食物。制作成厚流、半流状饮食及软食，使幼儿易咀嚼，爱吃且易消化吸收。

饮食禁忌

从婴儿期以乳类为主的膳食，过渡到以谷类为主，另加蛋、肉、鱼、菜等食物混合而成的、类似成人的膳食，膳食的烹调方法及采用的食物也接近一般的家用膳食。这种膳食的改变，与幼儿消化代谢功能的逐步完善还不太相适应，因此不可操之过急，否则易造成幼儿消化吸收功能的紊乱。

食谱举例

胡萝卜牛肉饭

⊙ 准备材料：粳米100克，小胡萝卜半条，牛里脊肉50克，熟笋、草菇各25克，洋葱1个，葱1根，油、盐、湿淀粉适量。

⊙ 制作方法：

葱洗净，切成3厘米的小段，洋葱去皮、洗净、切丝，草菇洗净、去蒂、切片备用。牛肉切成薄片，放到热油锅中氽至肉色变白后捞出，在锅中留3大匙油继续烧热，葱段爆香后，放入洋葱及牛肉炒匀，加入熟笋、草菇及小胡萝卜拌炒。再加入牛肉及油、盐，并用湿淀粉勾芡后，即可盛起，淋在白饭上即可。

⊙ 特点：牛肉中的蛋白质和丰富的锌、铁含量，可促进幼儿脑部神经和智力发育，对发育中的幼儿来说是非常重要的营养来源。

4~6岁学龄前儿童的营养方案

营养需求

学龄前儿童的乳牙已出齐，咀嚼能力增强，消化吸收能力已基本接近成人，膳食可以和成人基本相同，与家人共餐。但营养需要量仍相对较高，热量每日每公斤体重需90千卡，每日需要1400~1700千卡。各年龄儿童需要差异较大，因此热能的供给要适量，同时各种营养素的分配也必须平衡。蛋白质每日每公斤体重需要2.5~3克，一般每日供给量50~55克，且应注意蛋白质的质量及所含氨基酸的组成。脂肪主要供给热能和脂溶性维生素，供给量应占总热能的25%~30%。碳水化合物需要量应在每日每公斤体重15克以上，注意品种多样化。这一时期的碳水化合物摄入比婴幼儿期高，粮食摄入量逐渐增多，成为能量的主要来源。4岁以上的儿童蛋白质、脂肪和碳水化合物的供给量比例应为1：1.1：6。维生素保证儿童的生长和身心发育。维生素A供给量为每日500~700微克视黄醇当量，多选肝、肾、鱼肝油、奶类与蛋黄类食物。维生素B_1每日0.8~1.0毫克，存在于肝、肉、米糠、豆类和硬壳果中。维生素B_2易缺，每日供给0.8~1.0毫克，多存在动物内脏，乳类、蛋类及蔬菜中。维生素C每日需要 40~45 毫克，主要在山楂、橘子等新鲜水果蔬菜中。维生素 D 每天需要 10 微克，只有鱼肝油、蛋黄、肝中含量较高，无机盐中的钙、磷、铁及碘、锌、铜等微量元素均应摄入足够，以保证骨骼和肌肉的发育。

营养方案

这一时期儿童应养成自己进食的好习惯。定时、定量、定点进食，注意饮食卫生。此阶段尽量给儿童自己挑选食品的自由，使之对进食充满兴趣。避免或纠正吃零食、挑食、偏食及暴饮暴食、饥饱不匀等坏习惯。

此期的餐次及占热能比，以一日 4~5 餐为宜，3 次正餐，2 次加餐，最好加一次牛奶。三餐占全天总热量的比为：早餐占 30%，午餐占 35%~40%，晚餐占 25%。另外，加餐点心占 10% 左右。

膳食的种类搭配及需要量。膳食应包括五类必需的食物：第一类粮谷薯类，最好是粗细粮搭配、米豆混吃；第二类畜、禽、鱼、蛋类；第三类豆、乳及制品；第四类蔬菜水果；第五类油脂。

五类食物均应摄入。其中主食每日 125~250 克；如米饭面食粥类，豆米饭、二米饭、花卷、面包、蛋糕、玉米、小米粥等。肉类 100~125 克常用汆肉丸子、炖肉、卤肝、炒肉泥。鸡蛋 1~2 个；豆浆或牛乳 200~250 毫升；蔬菜 100~300 克；加豆腐及制品 50~100 克，水果 1~2 个。制作方法：菜应切成小丁、小块、小片、小丝等。水果切成块、片、条，便于儿童选拿。烹调多采用蒸、煮、汆、炖、卤。膳食细、软、烂易为孩子接受，易消化吸收。

饮食禁忌

食用甜点一天不超过两次，可多食用水果和水果汁，手抓三明治，胡萝卜、芹菜和黄瓜片，燕麦片粥，乳酸麦麸面包或饼干奶酪。

食谱举例

肉菜馅饼

准备材料：面粉 150 克，净菜 150 克，肉馅 70 克，香油 10

克，酱油 8 克，黄酱 7 克，葱花 6 克，姜末 2 克，精盐适量，味精少许。

💠 制作方法：

把肉馅放入盆内，加入葱姜末、黄酱、酱油、精盐、味精、少许水，搅拌均匀，然后加入香油和剁碎挤净水分的净菜馅，将馅拌匀。面粉在盆内和成面团，稍饧，将面团揪成各 50 克的 2 个剂子，擀成中间稍厚、边缘较薄的面皮，将馅包进去，收口，按成圆饼。饼铛烧热，码放生坯，烙到两面呈浅黄色，刷油，洒点水，再加盖烙一下即可。

💠 特点：该馅饼富含蛋白质、脂肪、碳水化合物、维生素 B$_1$ 和矿物质等营养素，适宜 4~6 岁幼儿食用。

 学龄儿童的营养方案

营养需求

儿童从上小学（6~7 岁）到青春期开始前，即女孩 12 岁、男孩 13 岁左右的这段时期称为学龄期。此时期儿童智力发育迅速，学习紧张，体力劳动增加，到后期随生长加速而增加。能量需要量 7~9 岁约为每日每千克体重 80 千卡，10~12 岁为 65 千卡。由于骨骼生长迅速，对矿物质尤其是钙的需要量甚大，其他微量元素锌、铁、铜、镁等及各种维生素也必须足量摄入。脂肪摄入量不宜过高，其所供能量约占总能量的 25%~30%，其中一半来自植物油。

营养方案

学龄儿童必须重视早餐营养，尽可能吃饱吃好。早餐的热能摄入量宜为全天热能摄入量的 25%~30%，以满足整个上午学习所需热量。若早餐达不到营养要求，也可在上午第二节课后增加一次点心，即课间餐。课间餐的目的是补充早餐热能和营养的不足，课间餐可由一个小面包或包子加一杯牛奶组成，这样既可补充水分，又可供给热能、优质蛋白质和钙质。当然，如果早餐的营养能够满足需要，就不必再课间加餐了。

午餐和晚餐的热能供给量宜各占35%。家庭为孩子提供符合儿童营养需要的午餐，对提高孩子的身体素质有极大的作用。晚餐一般最为丰盛，但也不宜吃得过饱和过于油腻，以免影响睡眠。7~12岁儿童每日的膳食组成为：粮谷类350克，鱼肉禽类100~125克，蛋类50克，大豆或豆制品（折算成干豆重）20~30克，蔬菜300克，水果50克~100克，植物油10~15克，食糖15克，牛奶或豆浆250克。11~13岁儿童每日的膳食组成为：粮谷类400克，鱼肉禽类125~150克，蛋类50~75克，大豆或豆制品（折算成干豆重），30~40克，蔬菜400克，水果50~100克，植物油10~15克，食糖15克，牛奶或豆浆250克。

饮食禁忌

平时膳食合理，家长就不用额外给孩子补充维生素和矿物质，因为食物是最好的营养来源。家长还应该预防维生素过量。如果补充的维生素过量，可能会让孩子受到伤害。

食谱举例

鲜奶鱼丁

原料：净青鱼肉150克，蛋清1只，精制油、盐、糖、味精少许，葱姜水、牛奶及水淀粉适量。

做法：净鱼肉洗净制成鱼茸，然后放入适量葱姜水、盐、味精、蛋清及水淀粉，搅拌均匀。然后放入盆中上笼蒸熟，使之成为鱼糕，取出切成丁状，待用。炒锅内放入少许油，烧熟后将油倒出，再往锅里加入少许牛奶和清水，烧开后加少许盐、白糖，将鱼丁放入，烧开后用水淀粉勾芡，淋少许熟油即可装盆。

特色：此菜肴有奶香味十足，且鱼丁鲜嫩、色泽白洁，十分吸引孩子。

青少年的营养方案

营养需求

青少年期是一段快速生长发育的时期，而这一时间段正是人生第二个快速成长阶段。在这一阶段里由于身体在短时间内发生了急速变化，新陈代谢旺盛、活动量大，需要大量的营养支持。

丰富多样的蛋白质

青春期机体各组织、肌肉发育增快，性器官迅速发育接近成年人，因此需要供给充足、优质的蛋白质。成长发育期的青少年，蛋白质的需要量是每日每千克体重 2～4 克。人体的蛋白质主要由食物供给，乳类（酪蛋白、乳白蛋白等），蛋类（卵白蛋白、卵黄磷蛋白等），肉类（白蛋白、肌蛋白等），植物类蛋白（大豆蛋白、麦谷蛋白、玉米谷蛋白等），混合食用，可以使各类食物蛋白质互相补充，营养得到合理利用。

足够的碳水化合物

青春期体内合成代谢增加，机体对热能的需要达到高峰。热能供给不足，易发生营养不良，体重过低；摄入过多又会引起肥胖等，因此热能供给要适宜。青春期所需要的热量较成年人多 25%～50%，因为青少年活动量大，机体需要量多。热量主要来源是碳水化合物，葡萄糖、果糖、蔗糖等，尤以葡萄糖最为重要。常用的食品应包括谷类（米、面、高粱、小米等），淀粉类（藕粉、菱粉等），豆类、根茎类（马铃薯、红薯、芋头等），以及糖果和适量的甜食。

必不可少的矿物质

要多吃含钙、磷、碘、铁和锌的食物，如含钙、磷的虾类、粗粮、豆制品、各种瓜子以及鱼、肉、蛋黄、核桃仁等；含碘的海带、紫菜、干贝、海蜇、龙虾、带鱼等；含铁和锌的谷类、豆类、肝类、胰、麸皮、鱼类、肉类、蛤、蚌等。除了饮食提供，必要时可以补充一粒复合维生素及微量元素。

多样的维生素

在生长发育中，维生素是必不可少的。含维生素 A 或胡萝卜素丰富的食物有肝类、蛋黄、牛奶、鱼肝油、胡萝卜、番茄、红薯、橘子、金针菜、油菜等。芹菜、豆类等蔬菜含有大量 B 族维生素。缺乏维生素 B_1 可引起舌炎；缺乏发维生素 B_2 可引起口角糜烂；缺乏维生素 B_{12}、叶酸可引起贫血。山楂、鲜枣和西红柿及水果含有大量的维生素 C。维生素 C 缺乏可影响黏膜下胶原蛋白的合成造成口腔溃疡和皮肤及牙龈出血。

水的重要性

青少年活泼好动，需水量高于成人，每日摄入 2500 毫升水，才能满足人体代谢的需要。水摄入不足，会影响机体代谢及体内有害物质及废物的排出，严重可形成尿沉渣、肾结石、输尿管结石绞痛发作。如果运动量大，出汗过多，还要增加饮水量。

营养方案

早餐"马虎"、中餐"凑合"、晚餐"丰富"的错误营养消费观念导致青少年"三餐"营养严重不平衡，是营养状况不佳的主要原因。实际上，"早餐要好，牛奶、鸡蛋少不了；午餐也要好，营养要丰富，不能吃碗面就算了；晚餐要少，不要大鱼大肉撑坏了"才是正确的营养观。

另外，为了孩子的成长，家长应正视健康饮食的重要性，在膳食安排上一定要做到食物多样化、定时定量、合理安排饮食。每日膳食中应包含粮食薯类、蔬菜水果、禽鱼蛋奶、海产品、油脂类调味品以及其他营养物质，多吃谷类、粗粮和杂粮，供给充足的热能，保证鱼、肉、蛋、奶、豆类和蔬菜水果的摄入，积极参加体育活动和体力劳动，避免盲目节食。

饮食禁忌

冬令进补，一些父母给孩子也买补品吃，认为既是补药，有益无害，青少年时"加料"，可使身体长得更壮实些。其实，这样的补法往往事与愿违。因为补是对虚而言，而青少年正处于发育旺盛阶段，如果过多进补，就极易上"火"，出现一些本不该出现的并发症。"是药三分毒"是大家都明白的道理，更何况并不是所有人都适合吃补药。

对青少年，利用冬季胃口较好，调配一日三餐，营养与体育锻炼相结合，才是根本。即使体弱多病的青少年，也应及时请医生检查，找出原因，对症下药，才能奏效。

食谱举例

咖喱牛肉土豆

⊛ 准备材料：牛肉500克，土豆150克，植物油、咖喱粉、葱、姜、盐、酱油各适量。

⊛ 制作方法：

牛肉洗净后切成4厘米宽的方块，土豆洗净去皮，切成方块，酱油、咖喱粉调好待用。锅内放油烧热，先将葱段、姜片放入煸炒，再把牛肉块放入，炒至牛肉变色。加入盐、酱油和少量水煮开，文火炖至牛肉块熟烂时，加入土豆块。待熟烂时，放入调好的咖喱粉即可。

⊛ 特点：本菜香醇味美，色彩诱人，健脾温胃，益肾补气，对孩子的成长有益。

红烧牛蛙

⊛ 准备材料：斩净牛蛙500克，蒜头（切去头尾）50克，湿冬菇丁50克，肥瘦肉丁50克，红辣椒丁20克，生抽10克，精盐5克，味精5克，湿生粉30克，糖少许。

⊛ 制作方法：

牛蛙加入生抽10克、湿生粉25克拌匀，蒜头放到油锅里炸至金黄色，捞起，再将牛蛙放入略炸后倒回笊篱。热锅里投入肉丁、冬菇丁、红辣椒丁炒香，加入料酒、牛蛙、蒜头，加上汤、精盐、味精，同煮至将近收汁时，用湿淀粉勾芡，起锅。

⊛ 特点：本菜色红润、味鲜美，能降脂健身，益智补脑，益肾健脾，利湿和胃，对促进青少年的消化功能有益。

西兰花炒猪肝

⊛ 准备材料：猪肝 100 克，西兰花 200 克，料酒 5 克，酱油 3 克，葱段 5 克，姜末 2 克，精盐、味精、生粉适量。

⊛ 制作方法：

猪肝洗净后切成小片，放入碗内，加入料酒、精盐、味精、酱油拌匀，再加入生粉拌匀备用。西兰花洗净后切成小块，用滚水氽熟，沥干水备用。锅内放油，用大火烧热，爆香葱姜，放入猪肝，炒至将熟时，倒入西兰花，加入盐、味精对好口味，翻炒匀透，浇上少许熟油，装盘即可。

⊛ 特点：色泽嫩绿，鲜香爽口。含各种营养素比较丰富，特别是含铁、钙较高。

 考生的营养方案

营养需求

考生在紧张复习期间，大脑及全身的代谢相应增加，消耗的能量也增多。这时如果营养跟不上，就会引起消瘦、贫血、头昏脑胀，而且容易疲劳，造成视力减退、注意力不集中和记忆力减退等，从而影响复习和考试成绩；抵抗力下降，还容易感染结核、肝炎及流感等传染病。

考试期间，许多考生的生理和心理都承受着巨大考验。大脑会促使交感神经兴奋，体内的各种激素分泌增加。对考生影响最大的就是肾上腺素，它会使考生血糖升高、心跳加速、血压上升、呼吸加快等，严重的会导致食欲不振、失眠、头痛、消化不良、腹泻或便秘等。考试时，考生的大脑始终处在思考的高速运转状态，需要消耗大量的营养，因此，考生要及时进行营养补充。通常情况下，早餐、午餐和晚餐供应的能量要分别占人体每日摄入总能量的30%、40%和30%。

营养方案

临考前许多家长都忙着"让孩子吃出好成绩"，但却容易让自己的过度关心成为"思想暴力"。因此，家长在考前要学会科学地安排饮食。

主食吃够，保证适量脂肪和蛋白质

考前饮食最重要的是营养要跟上，不能过分进补，但是营养必须全面。

吃够主食，保证大脑能源的充足供给

考生保持考试时大脑高度的兴奋度非常重要，而大脑的能量主要靠血液里的葡萄糖氧化来供给。血糖的主要来源是主食，所以这个时期应多吃些主食。同时像香蕉、葡萄、草莓等含糖多的水果，每天应吃一些。

摄入足量的肉、蛋、豆、奶，保证足够的蛋白质

肉、蛋、豆、奶可提供机体需要的优质蛋白质，是考生备战必不可少的"武器"。蛋白质中的谷氨酸对大脑的兴奋抑制平衡起着重要作用，是活跃脑细胞不可缺少的元素。每天一个鸡蛋、两杯牛奶、三两肉或鱼、四两豆腐，可基本满足中学生一日蛋白质的需要。

进食适量脂肪，帮助增强记忆力

适当吃些脂肪性食物，如奶类、蛋类、动物肝脏、瘦肉、花生和核桃等坚果，对考生来说，既可帮助学习，还可促进身体生长发育。值得一提的是，油炸、肥肉等食品，因脂肪含量特别高，不利于健康，应该尽量避免。

营养全面，饮食均衡

新鲜蔬菜、水果等可提供丰富的维生素、矿物质元素，可以减轻机体疲劳，帮助提高学习效率。因此，食物要兼顾平衡，注重多样化。此外，食物的合理搭配，可帮助提高营养的吸收效率。三餐膳食安排也特别重要，一般而言，早餐吃好，应该有主食、鸡蛋和奶类等，中午应保证吃饱，晚餐则应以清淡为主。如果夜间睡得比较晚，可在睡前一小时安排加餐，但是要以水果、牛奶、面条等这些不油腻且健康的食物为主，而且不能吃得太多。

饮食禁忌

临近大考，许多考生家长为了能让自己的孩子考出好成绩，都争先恐后地为家里的考生购买保健品。吃保健品并不能缓解这些症状，如果吃得不对，可能还会适得其反。

健脑产品作用不大

这类产品以各类鱼油为主，主要成分是多不饱和脂肪酸，它的确是大脑生长必不可少的一类营养物质，但是，鱼油中的有效成分需要和多种营养素共同作用，才能被人体吸收。有不少考生吃得过多，还出现了恶心、呕吐、腹泻等不良反应。鱼油本质上还是一种食品，是否能增强记忆力尚难定论。

安神产品能不吃就不吃

有些中药保健品强调"补心安神"的功效。这些产品都是针对老年人的，对青少年因外界压力产生的失眠起不到良好效果。

复合维生素按照说明吃

市面上各种复合维生素也是考生们的"宠儿"，这类产品每天吃一些是可以的，但一定要严格按照包装上的说明来吃。一般的复合维生素每天吃一粒就够了。单方的维生素C可以在考前吃一些，不仅有助于提高抵抗力，还能起到提神醒脑的作用。

抗疲劳产品吃多易上火

这类抗疲劳保健品虽然在短期内可以使一部分孩子食欲旺盛、精力充沛，但是食用过量很容易上火。夏天本来就是容易上火的季节，这时候吃很多大补的东西无异于"火上浇油"。此外，还有一些抗疲劳产品含有咖啡因等成分，虽然可以提高神经系统兴奋性，但也容易带来心悸、失眠等副作用，严重影响考生的临场状态，得不偿失。

食谱举例

胡萝卜炒羊肝

◎ 准备材料：胡萝卜200克，羊肝250克，菜油50克，大蒜叶10克，料酒15克，精盐3克，白糖5克，味精2克。

◎ 制作方法：

胡萝卜洗净，沥干水，刮去外皮，切成薄片；羊肝片去筋膜，洗净沥水，切片；大蒜叶洗净，切节待用。锅里放油烧至五成熟时，将羊肝与胡萝卜片一起下锅炒香，再加入大蒜叶炒匀，烹入料酒、白糖、精盐、味精炒匀，装盘即可。

◎ 特点：色泽多样，咸鲜可口，细嫩美味，有益智明目之效，考试期间食用最佳。

青圆鸡

◎ 准备材料：净肥仔鸡半只（约重700克），嫩豌豆300克，鲜汤1000克，料酒20克，姜10克，精盐3克，葱段15克，味精2克，胡椒粉1克。

◎ 制作方法：

鸡斩成3厘米大小的块，用清水冲去血沫，放入60℃的热水中，稍微煮一下捞起，嫩豌豆也要入开水中汆一下捞起沥干待用。鸡肉与豌豆分别装入两个碗中，灌入鲜汤以淹没为度，再分别加入料酒，在放有鸡肉的碗中加入葱、姜，然后入笼用大火急蒸。鸡肉蒸3小时，嫩豌豆蒸1小时。蒸熟的豌豆去汤加入蒸鸡的碗中，去掉姜、葱，加入精盐、味精和胡椒粉调味即可。

◎ 特点：本菜鸡肉软嫩，汤鲜味美。对大脑保健有益，可为考试用餐。

香菇芹菜炒墨鱼

⊛ 准备材料：香菇 10 克，芹菜 300 克，墨鱼肉 200 克。料酒 30 毫升，色拉油、精盐、味精适量。

⊛ 制作方法：

香菇用水泡开，去蒂洗净，切成丝，芹菜去根、叶洗净，切成 2 厘米长的段，墨鱼肉洗净，切成丝。锅内加入 100 毫升水，烧开后加料酒 30 毫升，然后将墨鱼丝放到锅中煮 1 分半钟捞出备用。再将锅烧热，放入色拉油，烧至七成热时放入芹菜，翻炒 3~4 分钟，加入墨鱼丝、香菇丝，继续翻炒 2 分钟，撒上精盐、味精调味即可佐餐。

⊛ 特点：本菜可以补益大脑，消除脑疲劳。常食能使人心情舒畅，头脑冷静清晰，注意力集中，是一道很好的解郁健脑菜肴。

 ## 白领阶层的营养方案

营养需求

我国白领阶层整天坐在办公室里，工作节奏快，压力大，紧张度高，平时缺少体育锻炼或是根本不锻炼，对饮食顾及不暇；接受阳光少，易发生维生素 D 摄入不足；饮食搭配不合理，食物单调，造成钙、铁、锌等摄入不足；维生素 A、维生素 B_1、维生素 B_2、维生素 C 的摄入不足，影响着钙的吸收和利用，影响骨骼钙的储存量，也影响着视觉、味觉和神经系统的功能。这些维生素的长期缺乏可影响胃肠和心脑血管的功能，导致机体抵抗力下降，这样不仅影响工作质量，健康质量也会逐步下降。

营养方案

对于白领阶层来说，面对不良的饮食条件，应该选择良好的对策来改善平时的饮食，给自己一个健康的身体。

"迷你"食品定时"充电"

紧张的工作节奏和繁杂的事务经常令白领们在正常的进餐时间内只能简单地吃上几口，食物中的热量和营养物质不能满足机体代谢的需要。解决的办法是每隔2~3小时就少量进食。

最佳中式、西式早餐

对于想在早晨多睡片刻而又没有太多时间进餐者，为使您吃饭、上班两不误，可以选择以下两种最佳的早餐方式替自己"排忧解难"：一是最佳西式早餐——牛奶+面包+水果；二是最佳中式早餐——豆浆+面包。

商务餐尽量远离海鲜

海鲜中存在寄生虫和细菌的概率很高，加之酒楼餐馆过于追求味道的鲜美，煮制往往不够充分，当人们津津有味地品尝其鲜美时，也许病已从口入。

提防夜餐综合征

当夜餐时间较晚，持续时间较长，食物中脂肪和碳水化合物含量过高而维生素和矿物质含量不足时，危害甚大。一则此时人体吸收能力增强，容易发胖；二则破坏了人体正常的生物钟，容易导致失眠。经常这样吃夜餐的人，还容易诱发神经衰弱。

吃水果要小心

水果富含多种营养，当精神长期处于紧张之中，容易患消化道溃疡，不宜吃柠檬、杨梅、李子、山楂、西瓜等酸性或凉性的水果。新鲜菠萝能诱发过敏、头痛，应在盐水中浸泡30分钟后再吃。甘蔗、新鲜荔枝、橘子等含糖量很高，空腹食用会刺激胃黏膜，使得脾胃胀满、胃痛加剧。香蕉味道鲜美、质地柔软，但性寒，多食容易导致腹泻。

饮酒的取舍

每天饮用20~30毫升红葡萄酒，可以使心脏病的发病率降低75%。饮啤酒过量会加速心肌衰老，使血液内铅含量增加。

电脑操作者吃什么

经常操作电脑的人容易出现视力疲劳甚至视力下降等情况。维生素 A 对预防视力减弱有一定效果。每星期吃 3 次胡萝卜，即可保持体内维生素 A 的正常含量。整天呆在办公室的人日晒机会少，容易因缺乏维生素 D 而患骨质疏松症，这些人需要多吃海鱼、动物肝脏、蛋黄等富含维生素 D 的食物。

饮食禁忌

不吃早餐

危害：不吃早餐不但使你无法精力充沛地工作，而且容易引发心肌梗死、便秘、胆结石、消化道疾病，抵抗力降低，从而加大患病的概率。

晚餐太丰盛

晚餐吃得太丰盛，久而久之，人便肥胖起来。同时，经常吃持续时间较长的丰盛晚餐，还会破坏人体正常的生物钟，容易使人患上失眠症。

嗜饮咖啡

危害：①降低受孕率。男女双方每天各喝一杯咖啡，受孕率就有可能下降 50%。②容易罹患心脏病。咖啡中含有高浓度的咖啡因，可使心脏功能发生改变并使血管中的胆固醇增高。③降低工作效率。适量饮用咖啡有提神醒脑的作用，但过多饮用反而会降低工作能力和效率。每天喝咖啡超过 5 杯者，其理解能力会有所下降，将难以完成复杂的工作。

食用酒精过量

危害：大量或经常饮酒，会使肝脏发生酒精中毒而导致发炎、肿大，影响生殖、泌尿系统。

餐后吸烟

危害：烟中的有害物质更易进入人体。饭后吸一支烟，烟中有毒的物质比平时更容易进入人体，从而更加重了对人体健康的损害。

保温杯泡茶

危害：破坏维生素，大量渗出鞣酸和茶碱。保温杯泡茶会使茶叶中的维生素全遭破坏，茶香油大量挥发，鞣酸、茶碱大量渗出。这样不仅降低了茶叶的营养价值，推走了茶香，还使有害物质增多。

宴席不离生食

危害：导致各种寄生虫随食物进入体内。三文鱼、拔蚌、鲈鱼、乌鱼、生鱼片、蛇、龟、蟹等白领阶层商务宴请时的首选食物中，存在寄生虫和致病菌的概率很高，再加上厨师们为了追求味道的鲜美，烹调往往不够充分，很容易让你在大快朵颐之时，病从口入。

水果当主食

危害：缺乏人体必需的营养物质。水果不能当主食。因为水果中虽然含多种维生素和糖分，却缺少人体需要的蛋白质和某些微量元素。

进食速度过快

危害：加重肠胃负担。咀嚼时间过短，迷走神经仍在过度兴奋之中，长此以往，容易因食欲亢进而肥胖。

饮水不足

危害：导致脑老化；诱发脑血管及心血管疾病；影响肾脏代谢功能。体内水分减少、血液浓缩及黏稠增大，容易导致血栓形成，诱发脑血管及心血管疾病，还会影响肾脏代谢的功能。

<u>食谱举例</u>

绿豆薏仁汤

◎ 准备材料：绿豆100克，薏米50克，冰糖20克。

◎ 制作方法：

绿豆、薏仁洗净，放到锅中加清水煮沸，再用小火熬烂，加入冰糖煮化即可。

◎ 特点：绿豆可以清热解毒、利尿消肿，薏仁则可以健脾止泻，轻身益气，对于消暑除烦非常有帮助。

萝卜炖羊肉

🌸 准备材料：羊肉 500 克，萝卜 300 克，生姜少许，香菜、食盐、胡椒、醋适量。

🌸 制作方法：

羊肉切成 2 厘米见方的小块，萝卜洗净后切成 3 厘米见方的小块，香菜也要洗净切成段。羊肉、生姜、食盐放到锅里，加入适量的水，先用大火烧开后，改用文火煎熬 1 小时，再将萝卜块放入煮熟。放入香菜、胡椒即可。

🌸 特点：这道菜肉质淡雅，软烂鲜香。萝卜软烂，清香味淡，并具有清痰止咳，温中益气之功效。萝卜炖羊肉能补温御寒、消食顺气，特别适合那些体质虚弱、脾胃不和的白领食用。

南瓜蒸肉

🌸 准备材料：五花肉 400 克，南瓜约 600 克，蒸肉粉 2 盒，葱 1 根。小米、糯米糖、生抽、盐适量。

🌸 制作方法：

五花肉切成铜板厚的片，南瓜切半厘米厚的片，摆到盘上。切好的肉片加入葱、糖、生抽、少许盐腌制 5 分钟。小米和糯米用热水泡几分钟后泡软，控干水分。把米与腌制好的肉拌匀，倒在南瓜上，蒸 15 分钟即可。

🌸 特点：南瓜补中益气、消痰止咳，荤素搭配，营养丰富，非常适合办公室人群食用。

 重体力劳动者的营养方案

营养需求

体力劳动以肌肉、骨骼的活动为主，由于运动量大，他们所消耗的能量自然也多，所以身体需氧量高，体内物质代谢旺盛。体力劳动者的日常营养首先需要保证充足的能量供给，其中三大营养素的比例仍旧应以碳水化合物为主，在 50%~60% 左右，脂肪一般不超过30%，蛋白质在 12% 左右。另外，还要及时补充体内矿物质及某些维生素。

营养方案

为满足体力劳动者特殊的营养需求，相关营养专家认为，体力劳动者的饮食搭配需要注意以下几个方面的问题：

饮食多样化

饮食多样化要以谷类为主，是平衡膳食的基本保证。谷类食物中碳水化合物一般占重量的 75%~80%，蛋白质含量是 8%~10%，脂肪含量 1% 左右，还含有矿物质、B 族维生素和膳食纤维。谷类食物是世界上大多数国家传统膳食的主体，也是最好的基础食物和最便宜的能源。对于体力劳动者来讲，一定要做到食物多样化，以保证体力。

注意热量的平衡

体力劳动者在劳动过程中消耗能量较多，只有及时给予补充，才能满足他们的正常需要和保持充沛的体力及必要的能量贮备。体力劳动者的饮食安排一定要合理，要注意热量的平衡。

合理的饮食制度

饮食制度包括饮食质量、饮食分配和进食时间。进食时间要与体力劳动时间相适应。最好在进餐 2.5 小时以后再进行体力劳动，否则剧烈运动会使参与消化的血液流向肌肉和骨骼，影响胃肠部的消化和吸收。长此下去还会引起慢性胃肠疾病。

合理安排营养素

在体力劳动者耗供平衡的前提下，应合理安排蛋白质、碳水化合物和脂肪在食物中的比例。以热量的摄取为例，一般蛋白质占总热量的 15% 左右，脂肪占总热量的 30% 左右，碳水化合物占总热量的55% 左右较为适宜。蛋白质的摄取也应根据不同强度的体力劳动，合理安排动、植物蛋白的摄入。水、碳水化合物、脂肪等其他营养素的摄取也应如此。

以上是体力劳动者在饮食上应该注意的几个问题。在以上几个大原则的基础上，体力劳动者的饮食搭配在具体安排上应该注意以下几个方面的问题：

主食

热量主要来源于粮食和其他食物。主食可以粗细粮搭配，花样翻新，以增加食欲，满足机体对热量的需要。如水饺、包子、糖炸糕、肉卷等。同时，多吃一些发热量高的食物。

副食

要适当增加蛋白质摄入。蛋白质除了满足人体需要外，还能增强对各种毒物的抵抗力，因此，多吃些含蛋白质的食物对体力劳动者也是十分重要的。每天多吃些豆腐或豆制品，最好每天吃 1~2 个鸡蛋，再适当吃些肉类、鱼类、牛奶、豆浆等，大体可以满足需要。还要供给充足的维生素和无机盐，在膳食中要增加新鲜蔬菜和水果，同时供给含钙、磷的膳食。

饮食禁忌

体力劳动者千万不要暴饮暴食。暴饮暴食是一种不良的饮食习惯，它会给人的健康带来很多危害。人进食后，食物的消化和吸收依赖于胃肠道和消化附属器官的正常结构和功能来完成。首先食物通过口腔的咬碎、咀嚼后咽入食管，再推入胃内，在胃中，食物与胃内容物彻底混合、储存，成批定量地经幽门输送达小肠。暴饮暴食会完全打乱胃肠道对食物消化吸收的正常节律。暴饮暴食后会出现头晕脑胀、精神恍惚、肠胃不适、胸闷气急、腹泻或便秘，严重的会引起急性胃肠炎，甚至胃出血；大鱼大肉、大量饮酒会使肝胆超负荷运转，肝细胞加快代谢速度，胆汁分泌增加，造成肝功能损害，诱发胆囊炎、肝炎病人病情加重，也会使胰腺大量分泌胰液，十二指肠内压力增高，诱发急性胰腺炎，重症者可危及生命。因此，体力劳动者千万不要暴饮暴食。

食谱举例

地三鲜

✿ 准备材料：土豆 150 克，茄子 300 克，青椒 100 克，色拉油 100 克，生抽 10 克，白砂糖 3 克，盐 3 克，大葱 10 克，大蒜 10 克，水淀粉 5 克。

✿ 制作方法：

茄子和土豆去皮，切成滚刀块，然后用手把青椒掰成小块，锅里加油，烧至七成熟，放入土豆块，炸成金黄色，略显透明时捞出备用。茄子倒入油锅中，炸至金黄色，加入青椒后，一起捞起。用少量热油将葱花及蒜茸爆香，加生抽、高汤、盐、糖、茄子、青椒块和土豆块，略烧，再加入水淀粉用大火收汁即可。

✿ 特点：青椒果实中含有极其丰富的营养，维生素 C 含量比茄子、番茄都高，其中芬芳辛辣的辣椒素，能增进食欲、帮助消化，青椒含有的抗氧化维生素和微量元素，能增强人的体力，缓解因工作生活压力造成的疲劳。此菜略微油腻，是很好的下饭菜和下酒菜，适合重体力劳动者食用。

鱼香肉丝

✿ 准备材料：瘦肉 250 克，水发木耳 70 克，胡萝卜半根，泡椒末 30 克，葱 2 棵，姜 1 小块，蒜 5 瓣，淀粉、食用油、酱油、高汤、香醋、盐、白糖、鸡精各适量。

✿ 制作方法：

瘦肉洗净切成粗丝后，盛到碗内，加盐和水淀粉调匀，葱姜蒜洗净后切丝备用，木耳和胡萝卜也切丝备用。把白糖、香醋、酱油、精盐、姜末、葱花、蒜末、高汤、鸡精、水、淀粉调成鱼香汁。锅内放油，烧至五成热时倒入肉丝，炒散后加入泡椒末，待炒出色时，倒入木耳、胡萝卜丝和鱼香汁，急炒几下即可。

特点：四川成都风味名菜。以细猪肉为主料，配以胡萝卜、木耳，以四川特有鱼香调料软炒烹制而成。此菜色泽深红，咸甜酸辣兼备，鱼香鲜味浓郁，口味十分别致。另外，此菜含胆固醇470毫克、碳水化合物15克、蛋白质62克、脂肪152克、热量1828大卡，可帮助重体力劳动者补充体力。

参芪猪蹄

准备材料：党参15克，黄芪20克，猪蹄2只。

制作方法：

黄芪、党参加水500毫升，煎取汁150毫升。猪蹄洗净后入锅加水，先用大火煮沸，去浮沫，加料酒、盐及药汁，一并放到砂锅中。以文火炖至熟烂，再加入少量葱、姜、盐和味精即可。可吃猪蹄并喝汤。

特点：本膳用党参，益气健脾。此药膳质醇厚，而味鲜美，功在气阴双补，而能强筋壮骨。

 重脑力劳动者的营养方案

营养需求

脑力劳动者以大脑的活动为主，全身活动量相对较少。与体力劳动者相比较，他们所消耗的能量要少。由于大脑活动量大，大脑所需的各种营养素相应增多，脑力劳动者的饮食在保证全面营养的基础上，应侧重添加有益于大脑的营养食品。

大脑的活动需要哪些营养呢？首先，大脑需依赖血中葡萄糖氧化供给的能量来维持正常活动。脑力劳动者全身活动较少，所以从整体看，日常饮食中所提供的能量完全可以满足需要，无需再额外添加能量类食品。其次，大脑需要蛋白质和脂类，尤其是卵磷脂等构成和修补大脑神经组织。同时，也离不开尼克酸、胺素等维生素促进脑的代谢。所以脑力劳动者饮食的调配原则，应是在日常膳食的基础上，特别注意蛋白质和维生素的补充。

营养方案

脑力劳动者营养饮食的搭配原则，是在日常膳食的基础上，特别注意优质蛋白质、不饱和脂肪酸和各种维生素及微量元素的补充，相对减少高糖高脂高能量食物的摄取。总而言之，脑力劳动者的营养从其工作特点及其对营养素的需要看，应以补充脑组织活动的能源物质，构成脑细胞的磷脂或不饱和脂肪酸，以及参与调节脑细胞兴奋或抑制的蛋白质、维生素 A 和微量元素等为重点；对辅助活动较少的，尤其是中年以上的脑力劳动者，由于热能摄取量较少，应特别注意保证有足够的优质蛋白质和维生素的摄入，减少纯糖、纯油脂食物的摄入量，增加蔬菜、水果的摄入量，科学合理的搭配一日三餐。

营养学家指出，科学合理的早餐应是以低脂、低糖为标准，在选择上可以有瘦肉、禽肉、蔬菜、水果或果汁、低脂奶等维生素、蛋白质和微量元素含量较高的食物，再适当地辅以谷物和面食。

午餐应保证蛋白质的摄入量，以蛋白质高的食物为主，碳水化合物为辅。如果食入过多的面粉、米饭或甜食会导致下午昏昏欲睡，尤其对中老年人更为严重。其原因是由于鸡、鸭、鱼、肉这些富含蛋白质的食物能分解出大量的酪氨酸，这种物质进入大脑后便转化为使大脑兴奋的多巴胺和去甲肾上腺素等化学物质，从而使人精力充沛。此外，脑组织还需要一种叫做乙酰胆碱的神经递质来保持良好的记忆力，而乙酰胆碱又是经过胆碱转化生成的，所以那些富含胆碱的肉类、禽蛋、豆制品、坚果等可作为午餐食物。

晚餐总的原则是以清淡为主，不宜吃得过饱，餐后应食用一些水果，睡眠不佳者睡前可饮一杯热牛奶，以助睡眠。

另外，对脑力劳动者有益的食物有以下几种：

富含碳水化合物的食品：如大米、面粉、小米、玉米、红枣、桂圆、蜂蜜等；

富含优质蛋白质的食物：如蛋类、乳类、鱼类、禽类、瘦肉及大豆类；

富含不饱和脂肪酸的食物：如植物油、葵花籽、南瓜子、花生、西瓜子、核桃、鱼、虾等；

富含脑磷脂的食物：如猪脑、羊脑、鸡脑等，富含卵磷脂的食物主要存在于鸡蛋黄、鸭蛋黄、鹌鹑蛋黄、大豆及其制品中；

富含维生素 A 的食物：如动物肝脏、乳类、蛋类及胡萝卜、韭菜、海带和木耳；

富含 B 族维生素的食物：谷类、豆类、花生、核桃、芝麻、香菇、蔬菜、蛋类、奶类、瘦猪肉、脏腑类、酵母、鳝鱼等；

富含维生素 C 的食物：鲜枣、猕猴桃、柑橘、柠檬、柚子、菜花、绿叶蔬菜、辣椒、西红柿等。

饮食禁忌

一般而言，脑力劳动者应禁忌偏食酸性的食物。我们知道，人们每天所吃的食物，按酸碱性可将其分为两大类。含有磷、氯、硫元素的食物，如大米、面粉、鱼、肉、蛋、糖、花生、啤酒等属于酸性的食物，蔬菜、水果、豆类、海带、牛奶、茶等是碱性食物。人体在正常情况下，血液呈弱碱性（pH 值为 $7.35 \sim 7.45$），若食用酸性食物过多，就会使血液酸性化，出现"酸中毒"，结果易使人疲劳，抵抗力降低，并且出现便秘、龋齿、软骨病，特别是使脑力劳动者思维能力下降、记忆力减退，发生神经衰弱。因此，脑力劳动者不能偏食酸性食物，应注意酸碱性食物的合理搭配，尽可能多进补一些前述的大豆及其制品、动物脏腑、龙眼、红枣、芝麻、核桃、蜂蜜等食物。

另外，脑力劳动者早餐不宜食用两类食物，一类是以碳水化合物为主的食物，这类食物含有大量的淀粉和糖分，会在体内合成过多的有镇静作用的血清素，使脑细胞的活力受到限制。另一类是蛋黄及油炸类的高脂肪食物，这类食物含有过多的脂肪和胆固醇，难于消化，会使血液在腹部长时间积聚，导致脑部血流量减少，从而引发脑细胞缺氧。

食谱举例

竹笋炖鳝筒

◎ 准备材料：活鳝鱼 750 克，猪肋条肉 40 克，竹笋肉 50 克，大蒜瓣 40 克，料酒、酱油、白糖、葱段、姜片各适量。

◎ 制作方法：

将鳝鱼宰杀，去内脏洗净，斩断切成 6 厘米长的段，洗净后，用干布将水吸去。猪肉洗净切成片，竹笋切成片。锅里放入植物油，烧至七成热时，放入鳝鱼段，炸至金黄色后捞出，再放到旺火上煮沸后，加少许白糖，盖上锅盖，移至小火上，炖至鳝肉酥烂。再用另外一炒锅，放入少许麻油，烧至五成热时，放入大蒜瓣，炸香，倒入砂锅，稍炖即可。

◎ 特点：本菜用黄鳝，李时珍指出其可"补虚损，除风湿，强筋骨"，民间也有"小暑黄鳝赛人参"之说。现代研究发现，鳝鱼含有较丰富的蛋白质、脂肪和微量元素，其脂肪中 DHA 和卵磷脂含量丰富。DHA 可以提高大脑的功能，增强记忆力，防止大脑衰老；卵磷脂是脑细胞不可缺少的营养素，可提高人的记忆能力。食用黄鳝对机体的发育和大脑智力开发，都大有裨益。

肉桂咖喱饭

◎ 准备材料：粳米 500 克，肉桂 10 克，猪肉 250 克，洋葱 100克，大蒜 50 克，胡萝卜 100 克，土豆 150 克，苹果 1 个，咖喱粉、胡椒各适量。

◎ 制作方法：

粳米煮成米饭备用，肉桂加水煎 20 分钟，取汁备用。猪肉洗净切作薄片，胡萝卜、土豆、洋葱分别洗净，切作片。苹果削皮，挖心，切碎。大蒜切作碎末。锅里放油烧至六成热，放入咖喱粉，炒至咖喱出香味时，立即放水搅匀。用另一锅将油烧至七成热，把切好的肉片、大蒜放到锅内炒，加入胡萝卜、洋葱、土豆煮至软热，倒入搅匀的咖喱中。然后加入苹果片、盐、鸡精、味精、胡椒粉及肉桂药汁略煮一下，浇到饭上，拌饭食用。

◎ 特点：此菜用肉桂，为温阳和中之药，合以营养丰富的猪肉、洋葱、胡萝卜、土豆、苹果，能使机体血行旺盛，从而达到消除疲劳、激发活力的作用。

菜叶地黄肉圆包

◎ 准备材料：地黄15克，猪肉300克，鸡蛋1个，洋葱100克，柚子1个，面包1个，大包心菜叶7~9张，芹菜少许。

◎ 制作方法：

将面包放入水里浸软，取出挤干，放到钵体内捣碎，加入肉末、地黄末拌匀，然后加入洋葱末、芹菜末，打入鸡蛋，调入淀粉、酱油、精盐、胡椒粉，并一起搅拌至有黏性，搓成大肉圆子。取菜叶削平硬茎，放到热水里浸软，取出拭去水分。先用两张菜叶，纵切成三开，把肉圆子裹一道，外面再用整绑大叶包上，用牙签别住。把包好的圆子放到锅里，加入水浸过肉圆，用中火煮开，煮沸后加入盐及胡椒粉，以文火慢慢炖，至菜软熟。取柚子切成薄片，在每一圆子上入一片，继续煮至圆子熟烂即可。

◎ 特点：地黄中含有对人体有益的多种氨基酸、多种糖类及甾醇类，有抗疲劳、抗衰老等多种作用。配以鸡蛋、猪肉、洋葱等，富含多种营养成分，对强身十分有益，精力衰退者食之，能复元振颓。

 孕妇的营养方案

怀孕两个月的营养方案

营养需求

怀孕第二个月的时候，孕妇的子宫形状就像一个梨子。为了保护腹中的胎儿，子宫下段与阴道相通之处，也就是子宫颈开口处形成了黏液栓。此时，孕妇的乳房可能继续胀痛，孕妇的体重会增加450~700克。这个时候，胎儿和孕妇的小脚趾是一样长的，然而胎儿的重量仍然没有超过30克。这个阶段的胎儿，骨骼开始发育，并长出手指和脚趾，同时出现了耳朵、脚踝以及手腕，紧闭的眼皮也长了出来，脑部开始快速发育。到第八周的时候，主要器官都已经开始出现。

怀孕的第二个月对营养的需求相对要多，因为这个月是非常重要的阶段。良好的营养，可以促进胎儿的大脑发育，是积极开展胎教的物质基础。为了适应孕妇在妊娠期各个阶段的生理上的变化，保证母子健康，必须要有丰富、均衡、恰当的营养。如果这段时期营养供应不足，孕妇易发生流产、死胎和胎儿畸形。

营养方案

怀孕两个月是胎儿形成的关键时期，此段时期，最原始的大脑开始建立，为了确保营养胎教的实施，孕妇应该多摄入含有适量蛋白质、脂肪、钙、铁、锌、磷、维生素（A、B、C、D、E）和叶酸等的食物。其中，叶酸可以预防神经管畸形。这样才能使胎儿得到赖以实施营养胎教的物质基础，同时也确保了胎儿的正常生长和发育。

饮食禁忌

怀孕两个月的孕妇应该注意的是，主食及动物脂肪不宜摄入过多，因为摄入过多的脂肪会产生巨大儿，造成分娩困难。

食谱举例

芝麻肉蛋卷

原料：猪里脊肉150克，白芝麻20克，鸡蛋3个，酱油、葱、姜、精盐、淀粉、面粉、熟猪油、料酒、味精适量。

做法：葱、姜洗净切成碎末，里脊肉剁成肉泥放到碗里，加入葱、姜末、精盐、味精、料酒、酱油和一个鸡蛋，搅匀上劲成里脊肉馅。然后将剩下的两个鸡蛋打散放到小碗里，加上精盐、水淀粉，放到锅里摊成三张蛋皮。将蛋皮在案上铺开，放入里脊肉馅，卷成条形蛋皮肉卷后封口，外面抹上面糊并蘸上芝麻。锅里放入猪油，烧至六成热时，将蛋皮肉卷放入炸至金黄色捞出，切成段块即可以食用。

🔘 特点：吃起来外酥里嫩，口味鲜美，而且营养很丰富，健脾助消化，消除积滞和腹胀。

糖醋黄瓜

🔘 准备材料：嫩黄瓜300克，精盐、白糖、米醋、香油各适量。

🔘 制作方法：

黄瓜洗净后用刀劈成两半，斜刀切成象眼块，放入盆内，撒上少许精盐，稍腌一下。然后将米醋倒入碗中，放入白糖，用汤勺慢慢研化白糖，把腌过黄瓜的水分轻轻挤去，倒入糖醋汁中，再腌渍一会，取出装到盘内，淋上香油即可食用。

🔘 特点：此菜含有碳水化合物、维生素 B_1、维生素 B_2、维生素 C、维生素 E、胡萝卜素、尼克酸、钙、磷、铁及纤维素等营养成分。黄瓜有清热解毒的作用，预防孕早期因便秘引起的流产。

怀孕三个月的营养方案

营养需求

孕妇怀孕第三个月的时候，身体开始有了明显的变化。身体继续膨胀，腰、乳房及腹部继续增大，体重会增加 1~2 千克，这时候应该开始穿孕妇装。由于荷尔蒙的改变，孕妇变得容易激动，一点小事便会使自己心烦意乱，并且孕吐症状变得明显。

第 12 周左右的时候，腹中的胎儿基本成形，长度差不多与孕妇的手掌一样长，大约 10cm。而胎儿的体重也略微超过了 30 克。胎儿头上出现了头发，而且牙床上有了 20 个牙苞，这些牙苞以后便会长成牙齿。胎儿的手指和脚趾开始长出指甲，肾脏也开始发育。在第三个月的后期，就可以分辨胎儿的性别了。

营养方案

从怀孕三个月起，不仅对食品的质要求很高，而且量的要求也逐渐增多。充足而合理的营养是保证胎儿健康成长的重要因素，也是积极开展胎教的基本条件。这个时期尽量使孕妇的胃口好转，适当的加重饭菜的味道，但仍需忌辛辣、过咸、过冷的食物，以清淡、营养的食物为主。

饮食禁忌

怀孕三个月虽然也是营养的关键期，但是怀孕三个月初期，由于胎儿体积尚小，所需的营养量不是很多，重要的是食物质量的好坏，尤其是蛋白质、糖及维生素较多的食物。怀孕 11 周以后，由于胎儿迅速成长和发育，需要的营养也日渐增多。

食谱举例

咖喱牛肉土豆丝

◎ 准备材料：牛肉 600 克，土豆 150 克，咖喱 6 克，食用油 10 克，酱油 20 克，精盐 6 克，葱、姜各 1 克。

◎ 制作方法：

牛肉自横断面切成丝，用酱油、料酒调汁浸泡牛肉丝。土豆洗净去皮，切成丝，然后锅里放油，热至七成后，先煸炒葱、姜，再将牛肉丝入锅煸炒，接着放入土豆丝，最后加入酱油、盐及咖喱粉，用旺火炒几下即可。

◎ 特点：富含铁、维生素 B_2、烟酸等，适合怀孕三个月的孕妇食用。

糖醋排骨

◎ 准备材料：猪排骨 600 克，白糖 60 克，米醋 30 克，料酒、红糟、精盐、香油、葱末、姜末、花生油各适量。

◎ 制作方法：

将排骨洗净后剁成 6 厘米长的块，放入盆内，加入适量精盐水，淹渍 3 小时左右。花生油放入锅里烧至七成热，然后下排骨炸片刻，捞出。再将锅中放些油，加入葱末、姜末炝锅，快速地把排骨、开水、白糖、米酒、醋放入，用小火煨煮，待骨肉能分离时，加放红糟收汁，淋上香油，即可以出锅装到盘里。

💮 特点：猪排骨里含有蛋白质、脂肪、维生素、磷等营养成分，尤以含钙量较高，对骨骼的生长有一定的营养作用。加醋烹调，更容易溶解吸收，是孕妇在妊娠初期的可口菜肴和保健佳品。

怀孕四个月的营养方案

营养需求

在孕妇怀孕的第四个月的时候，孕妇的子宫已经长到了葡萄柚一样的大小。这个月，孕妇的体重会增加 1~2 千克，并有可能会感到腰痛。为了便于日后的哺乳，通常这个时候孕妇的乳头及周围开始发黑。在这个月的后期，孕妇们可以感觉到胎动。

妊娠四个月的胎儿，头部渐渐伸直，脸部已有了明显的轮廓和外形，皮肤呈粉红透明状。体重在 110~140 克；身长 15~18 厘米，骨头和肌肉发达，胳膊和腿能稍微活动。胎儿已经能够睡眠和醒来，也会排尿和吞咽，心脏也能有力地跳动。

此时，孕妇会明显地感到乳房膨胀增大，但触痛和肿胀减轻。由于恶心呕吐等早孕反应减轻或结束，孕妇的身体和心情舒畅多了，食欲明显旺盛，需要营养丰富的食物供给孕妇和胎儿。

营养方案

孕后四个月的阶段，为了配合胎儿骨骼的发育和胎教的需要，孕妇应当多吃鸡蛋、胡萝卜、菠菜、海带及牛奶等食品，同时要补充足够的脂肪。

此时应该增加各种营养素摄入量，尽量满足胎儿迅速生长及母体营养素存储的需要，避免营养不良或营养素缺乏对胎儿生长发育和母体健康的影响。

孕妇应增加主粮摄入，选用标准米、面，搭配摄食些杂粮，如小米、玉米、燕麦片等。一般来说，孕中期每日主粮摄入应在400~500克之间，这对保证热量供给、节省蛋白质有着重要意义。

另外，也应适当增加动物性食物的摄入。动物性食物所提供的优质蛋白质是胎儿生长和孕妇组织增长的物质基础。此外，豆类以及豆制品所提供的蛋白质质量与动物性食品相仿。经济条件有限的家庭，可适当选食豆类及其制品以满足机体需要，但动物性食品提供的蛋白质应占总蛋白质质量的三分之一以上。

饮食禁忌

怀孕四个月的孕妇饮食应该做到多样化，不偏食不挑食，吃饭时细嚼慢咽，少食多餐，每餐不能吃太饱，要忌食辛辣食品，要低盐偏淡，此外，要避免过多脂肪和过分精细的饮食。

食谱举例

营养豆腐

◎ 准备材料：豆腐、鲜肉、胡萝卜、黑木耳、鸭蛋、青菜梗、清油、食盐、鸡精、淀粉。

◎ 制作方法：

豆腐切成小块在沸锅里焯一下捞出，鸭蛋打入容器内，加盐、鸡精打匀，上笼蒸成蛋糕。再将胡萝卜、青菜梗、蛋糕分别切成小片，黑木耳泡发后洗净。把油放入锅里，烧热后投入肉片煸炒几下后倒入菜梗、胡萝卜、黑木耳，炒2~3分钟后，加入清水烧滚，倒入豆腐及蛋糕，并加入食盐，滚2~3分钟，加入鸡精，勾薄芡，淋入明油出锅即可。

◎ 特点：

柔嫩可口，色泽美丽，引人食欲。此菜的六味原料中，不但营养互补，而且具备了人体的多种营养素，可算是怀孕妇女桌上的极品。

油焖茭白

◎ 准备材料：茭白500克，精盐、白糖、酱油、姜末、鸡精、米醋、花生油各适量。

◉ 制作方法：

茭白洗净，用刀削掉皮，放到开水锅里烫一分钟后捞出，小的剖成两瓣，大的剖成四瓣，然后轻轻用刀拍几下，切成 3 厘米长的段。把锅放到火上，放入花生油烧热后，放入姜末，将茭白略炒几下，加入酱油，炒上色，再放入白糖、精盐炒匀，倒入开水，开锅后大火焖至汤汁将尽时，加入鸡精后翻炒均匀即可。

◉ 特点：色泽酱红，软嫩爽口。茭白富含蛋白质、脂肪、维生素 B_1、维生素 B_2、维生素 C、尼克酸，粗纤维、钙、磷、铁等营养成分，有清热解毒，除烦止渴，通利二便的作用。特别适合孕妇在孕中期食用。

怀孕五个月的营养方案

营养需求

在孕妇的妊娠进入第五个月的时候，孕妇的子宫高度可达到肚脐，腹部的皮肤绷得很紧，体重平均会再增加 1~3 千克。在第 18~20 周，医生已经能听到胎音了。在此时，胎儿的身长已经达到 25~30 厘米，体重为 225~450 克。

这段时期，胎儿的生长速度更快，内脏已经发育成熟，全身长出毫毛，头发、眉毛、指甲等；并开始有皮下脂肪；已经有规律的睡眠及清醒周期。

从怀孕第五个月起，孕妇的基础代谢率增加，每天所需的营养也比平时多。孕妇的食欲增加，所以体重会明显上升，皮下脂肪的堆积会使孕妇看起来胖了很多。如果平时饮食荤素搭配合理，营养一般不会有什么问题。由于食欲增加，孕妇的进食会逐渐增多，有时会出现胃中胀满。此时可服用 1~2 片酵母片，以增强消化功能；也可每天分 4~5 次吃饭，既补充相关营养，还能改善因吃得太多而胃胀的感觉。

营养方案

从本月起，孕妇应注意补钙，要加服鱼肝油，还要补充维生素 D 以促进钙的吸收。对于长期在室内工作，缺乏晒太阳机会的孕妇更是如此。

此时，还要多吃动物内脏，包括肾、肝、心、肚等，它们不仅含有丰富的优质蛋白质，还含有丰富的维生素和矿物质。本月，孕妇对维生素、矿物质、微量元素等需要明显增加，为此，至少每周一次选食一定量的动物内脏。

饮食禁忌

在此月中，虽然孕妇应加服鱼肝油，但有些人因补钙心切而大量服鱼肝油，这样做是不妥当的。因为过多服用鱼肝油，会使胎儿骨骼发育异常，造成许多不良后果。

食谱举例

脆皮咖喱奶

❀ 准备材料：奶粉 60 克，白糖 15 克，咖喱粉 30 克，沙姜粉 10 克，青椒 15 克，红椒 10 克，洋葱 15 克，花雕酒 6 克，精盐、味精、椒盐、孜然粉、粟粉、干淀粉各适量，色拉油 1500g。

❀ 制作方法：

奶粉、白糖、味精、精盐、沙姜粉、咖喱粉、粟粉等共纳到一盆内，加入适量清水搅拌成奶浆，再把青椒、红椒、洋葱均切成米粒状。水放入锅内烧沸，然后把奶浆徐徐淋入锅中，并用手勺朝一个方向慢慢推搅，全部淋完后转成中火。当奶浆略呈糊状时，起锅盛入深盘内，待冷却后切成 6 厘米长的粗条。油锅上火，烧至六成热，将奶浆条逐一沾匀干淀粉，然后下放到油锅里炸至呈金黄色时捞出淋油。青椒末、红椒末、洋葱末爆香，烹入花雕酒，倒入奶浆条，调入椒盐、孜然粉颠匀，起锅装盘即可。

❀ 特点：色泽金黄，外焦内嫩。具有开胃、增加营养蛋白、增加钙质等功效。适合孕中期妇女食用。

鲜蛋蒸肉饼

准备材料：新鲜猪肉200克，咸蛋黄一个，葱花、马蹄碎、精盐、酱油、鸡精、麻油，水淀粉各适量。

制作方法：

将上述所有的调料连同马蹄碎加少许清水与肉馅搅拌均匀，然后将调好的肉馅放在一个盘子内，压平成肉饼。再将咸蛋黄放到肉饼中央，然后放到蒸锅内蒸10分钟，出锅时放入葱花即可。

特点：味道浓香，口感清脆。可提供足够的淀粉蛋白质、植物纤维。

怀孕六个月的营养方案

营养需求

到了第六个月，孕妇的子宫进一步增大，体重急剧增加，腰部明显增粗。有时孕妇会觉得下腹两侧有针刺般的疼痛；乳房增大同时乳腺功能发达，可流出稀薄的乳汁。

与此同时，腹中的胎儿的身长也达到了30~35厘米，体重450~700克 。这个月不但是孕妇体重增加最快的月份，同时也是胎儿生长极为迅速的一个月。胎儿的皮肤现在呈红色并带有皱纹，还有一些细软的汗毛。这时，胎儿的头部相对身体来说很大，通常能看到眉毛和睫毛，能张开眼睛、握紧小手。

在这个月，尤其要预防缺钙、缺铁。由于胎儿生长较快，饮食应富含蛋白质、矿物质和维生素，同时，由于前一段时间出现的妊娠反应，孕妇的食欲不振，导致体内营养摄入不足，直接影响到胎儿正常的生长发育。如果钙补充不足，孕妇容易发生软骨病、牙痛或患有口腔炎，胎儿容易患先天性佝偻病；如果铁补充不足，孕妇很容易发生贫血，因为胎盘和胎儿的发育都需要增加血液量，以致铁的供给量要达到孕前的两倍，如供给不足，会造成胎儿宫内发育迟缓等。所以孕妇尤其要补充铁和钙。

营养方案

由于胎儿的快速发育，孕妇的消耗增加，应该注意适当的增加营养，以保证身体的需要。在增加营养的同时，要重点增加维生素的摄入量。怀孕六个月，孕妇体内能量及蛋白质代谢加快，对 B 族维生素的需要量增加。此类维生素无法在体内存储，必须有充足的供给才能满足机体的需要，因此，孕妇在孕中期应该摄入富含此类物质的瘦肉、肝脏、鱼、奶、蛋及绿叶蔬菜、新鲜水果。

本月尤其要注意铁元素的摄入，应多吃含铁丰富的菜、蛋和动物肝脏等，以防止发生缺铁性贫血。此外，要保证营养均衡全面，使体重正常增长。

饮食禁忌

怀孕六个月的孕妇应对食物有所选择，并限制一些不利于健康的食物。应忌吃的食物有辣椒、胡椒等辛辣食物；应限制有咖啡、浓茶、酒等，因其有刺激神经兴奋作用，不利于孕妇休息，酒对胎儿还有毒性作用。孕中期应注意，不要吃的过咸，以免加重肾脏的负担或促发妊娠高血压综合征。

食谱举例

黄花菜烧鸡

◎ 准备材料：母鸡一只，黄花菜 50 克，料酒、鸡精、精盐、酱油、葱段、姜片各适量。

◎ 制作方法：

母鸡洗净后切成块。黄花菜用温水泡好，去老梗杂物，多次用清水清洗。鸡块下锅爆炒，炒至水干加酱油继续煸炒，加适量清水、葱段、姜片、精盐、料酒烧至鸡肉熟，加入黄花菜继续烧至鸡肉熟烂，黄花菜入味，放入鸡精、装入盘中即可。

◎ 特点：黄花菜又称金针菜，配以补中益气的鸡肉组成此菜，含有丰富的蛋白质、脂肪、钙、磷、铁、胡萝卜素、维生素 B_1、维生素 B_2、尼克酸等，具有益智健脑，补五脏，益气力，明目的作用。孕中期的妇女食之，能防病强身，有利于胎儿大脑及各器官的发育。

排骨冬瓜汤

　　◎ 准备材料：猪排骨250克，冬瓜500克、精盐、胡椒粉、鸡精、葱花各适量。

　　◎ 制作方法：

　　猪排骨洗净后，用刀剁成5厘米长的小块，随温水下锅煮去血水，捞出备用；然后将冬瓜去皮、去瓤洗净，切成与排骨大小相同的块。把锅放到火上，放入排骨，加清水烧开后，转小火煮烂，在排骨炖至八成烂时，下冬瓜炖熟，加入鸡精、精盐、胡椒粉，撒入葱花，盛入汤碗中即可。

　　◎ 特点：此菜鲜香味美，清淡利口，含有丰富的蛋白质、钙、维生素C、脂肪等营养成分，还有人体必需的锌、钾、硒等微量元素。冬瓜有清热、利水、化痰、降脾胃火的作用，排骨含钙质比较多，是孕妇补钙的良好来源。

怀孕七个月的营养方案

营养需求

　　当孕妇进入妊娠的第七个月，子宫及乳房越来越膨胀扩大，以致腹部和乳房可能会形成妊娠纹。由于子宫的收缩，孕妇偶尔会感到疼痛，并出现胃灼热、消化不良等状况。体重也增加1~2千克。

　　而此时的胎儿已经大约1.4千克重，长度大约40厘米，并且开始会吮吸拇指、打嗝、哭泣，能尝出甜味或酸味，对刺激会发生反应，包括疼痛、亮光和声音，能分辨出妈妈的声音，同时对外界的声音也有了喜欢和厌恶的反应。

营养方案

　　在这个月，孕妇生长迅速，每日平均增重10克。孕妇在提高饮食数量的同时，还须提高质量，多吃营养丰富的食物，特别是含大量蛋白质、钙、磷、碘、锌以及各种维生素的食物。注意增加热能，增加餐数，并且食量要适度，不能给胃肠增加负担。

饮食禁忌

这个月已经开始进入孕中期的最后时期，孕妇在各方面的情况与前一个月相差不大，但是孕妇在这个月面临着妊娠高血压综合征的风险，所以在饮食方面需要特别小心。最好不多吃动物性脂肪，减少盐的摄入量，日常的饮食以清淡为佳，忌吃咸菜、咸蛋等含盐量高的食品。水肿明显的孕妇必须要控制每日的盐摄入量。

食谱举例

蒜茸荷兰豆

🥣 准备材料：荷兰豆 200 克，蒜茸 25 克，料酒、鸡精、精盐、植物油、葱花、姜末各适量。

🥣 制作方法：

荷兰豆去筋洗净，大蒜剁成蒜茸，植物油放入锅内，放入葱花、姜末，用中火炒出香味，把荷兰豆放入锅中，用大火快速翻炒，加入精盐、料酒、鸡精、蒜茸炒匀，盛出装盘即可食用。

🥣 特点：此菜蒜香浓郁，清香可口。荷兰豆富含多种维生素，具有和中下气、止渴、止泻、利小便的作用。孕妇可多食，防止维生素缺乏，以免影响胎儿的发育。

肉丝拌豆腐皮

🥣 准备材料：瘦猪肉 200 克，豆腐皮 200 克，黄瓜 100 克，海米 15 克，精盐、鸡精、大蒜、花生油、醋、酱油、香油各适量。

🥣 制作方法：

瘦猪肉洗净，切成细丝，锅里放入花生油烧至六成热，下肉丝迅速炒散，待肉丝变色时，加入酱油，煸炒几下出锅，放入小盆内。将豆腐皮洗干净，切成丝，用开水烫一下，捞出；黄瓜洗净，用凉开水冲一下，切成丝，放入小盆内；海米用温开水泡好，捞出，撒在上面。把大蒜捣成泥，加入醋、精盐、香油、鸡精兑成汁，浇到小盆内拌匀装盘即可食用。

⊛ 特点：此菜含有丰富的蛋白质、钙、磷、锌、铁等矿物质，维生素 B_2、维生素 B_{12}，尼克酸的含量也非常丰富。豆腐皮能健脾和胃，宽中下气，利水消肿。猪肉有滋补肾阴、滋养肝血的作用。孕中期常吃此菜有利于孕妇的健康和胎儿的正常发育，可防止孕妇浮肿。

怀孕八个月的营养方案

营养需求

当孕妇的子宫上升到顶住肋骨的时候，已经是妊娠的第八个月了，子宫的收缩呈现出更强烈的感觉。引起心跳加快、气喘、压迫胃肠等。孕妇乳房会溢出一种透明或淡黄色的液体，这就是所谓的初乳。

腹中的胎儿身长已经达到 40～44 厘米，体重也长到了 1500～2100 克。胎儿脂肪增多，皮肤发红，主要器官初步发育完毕，胃、肠、肾等的功能已达到出生后的水平，肺部和脑、神经系统都发育到了一定程度，听觉神经已经发育完全，肌肉也发达起来。

怀孕八个月，胎儿开始在肝脏和皮下储存糖原及脂肪。此时如果碳水化合物摄入不足，将导致母体内的蛋白质和脂肪分解和动员，易造成蛋白质缺乏或酮症酸中毒，所以此时应保证热量的供给。除需大量葡萄糖供胎儿迅速生长和体内糖原、脂肪储存外，还需要有一定量的脂肪酸，尤其是亚油酸。此时也是大脑发育高峰，大脑皮层细胞增殖迅速，丰富的亚油酸可满足大脑发育所需。

营养方案

这段时间里，孕妇的饮食安排应该采取少吃多餐的进食方式，并且以优质蛋白质、无机盐和维生素多的食品为主。要特别注意，孕妇在这个月应该摄入一定量的钙。在摄入含钙高的食物时，应注意补充维生素 D，因为维生素 D 可以促进钙的吸收，比如多食用动物肝脏、鱼肝油、禽蛋等。

饮食禁忌

为了减轻水肿和妊娠高血压综合征的症状，孕妇在饮食中要少放食盐。同时，饮食不可毫无节制，应该把体重的增加限制在每周350克以下。

食谱举例

白菜烧栗子

🌑 准备材料：嫩白菜 200 克，去皮栗子 100 克，笋片 40 克，植物油 30 克，淀粉、白糖、鸡精、精盐、高汤各适量。

🌑 制作方法：

白菜切成块，栗子切成片，笋片洗干净，锅里放入植物油，烧热后，下白菜块炒软取出，放入汤锅内过一下，去浮油。再将另一锅加入高汤，先放入栗子、笋片煮熟后，再放入白糖、精盐，放入白菜，炒几分钟，用水淀粉勾芡，加入鸡精翻匀，出锅即可食用。

🌑 特点：此菜清淡、爽口，含有较多的维生素 B_1、维生素 B_2、维生素 C 和粗纤维素，还含有蛋白质、多种矿物质、淀粉。白菜有解热除烦，通利肠胃的作用。栗子能补脾、补肾、强筋。适于孕妇妊娠晚期食用，以利于强身健体，迎接分娩。

奶汁蘑菇

🌑 准备材料：鲜蘑菇 300 克，牛奶 100 克，猪油 50 克，面粉 15 克，精盐、鸡汤各适量，鸡精、明油少许。

🌑 制作方法：

蘑菇洗干净后，在沸水中余两分钟，捞出，沥干水分备用。猪油放到锅里烧热，下蘑菇煸炒，起锅备用。然后将剩下的猪油烧热，慢慢地撒入面粉，迅速搅匀，直至成厚糊状，再加入鸡汤、牛奶、精盐，烧开后加入已经煸好的蘑菇，拌和，加鸡精，起锅装盘，浇上少许明油即可。

🌑 特点：此菜奶味浓郁，肥美滑糯，鲜嫩适口，增加食欲。蘑菇含有丰富的蛋白质、钙、磷、锌、铁、维生素等营养成分，可增强孕妇抗病、抗感染的能力，为分娩做准备。牛奶富含优质蛋白质、钙等多种营养成分，是孕妇补充蛋白质、钙质的良好食品，并有健体作用。

怀孕九个月的营养方案

营养需求

妊娠九个月时，孕妇会注意到自己的肚脐开始突出，而且呼吸也变得急促。这段时间，孕妇子宫的收缩变得更频繁有力。孕妇的身体已经为哺乳做好准备，可能会有更多液体从乳头溢出。孕妇们的身体变得更加沉重，行动笨拙。

胎儿的体重已经有 3~4 千克，身长长到了 45~48 厘米。胎儿长满头发，皮下脂肪增多，皮肤有了光泽和颜色，全身胎毛长出，内脏也基本形成，肺部和肠胃已经具备呼吸和消化功能。

由于胃部受压，孕妇每次进餐量有限，可少吃多餐。饮食要多种多样，注意营养平衡。

营养方案

在这个月里，孕妇应摄入更多营养丰富的海洋食物。海洋食品被营养学家称为高价营养品。他们富含脂肪、胆固醇、蛋白质、维生素A和维生素D，与眼睛、皮肤、牙齿和骨骼的正常发育关系非常密切。

饮食禁忌

在怀孕第九个月里，请继续控制食盐的摄取量，以减轻水肿。另外，孕妇的胃部容纳食物的空间不多，所以不要一次性地大量饮水，以免影响进食。

食谱举例

红枣酪

准备材料：红枣、核桃仁 100 克，粳米 60 克，白糖 200 克。

制作方法：

红枣洗净后，放到沸水中煮至膨胀时捞出，去皮去核；核桃仁用沸水浸泡后去皮，用冷水洗净；米淘洗干净，用温水浸泡两个小时。核桃仁和红枣一起切成细末，放入盆内，加入泡好的粳米和200克清水，搅成糊状，用洗净的小磨或搅拌机磨成黏稠的浆汁。将磨好的浆汁放到锅内，加白糖和500克清水搅匀，置中火上，用铝勺不断推搅，待烧沸后，盛入汤碗内即可。

⊛ 特点：此菜甜香爽口，并且营养丰富，含有丰富的蛋白质、脂肪、碳水化合物和胡萝卜素、维生素B、维生素C和钙、磷、铁等。红枣中维生素C的含量极为丰富，为百果之冠，有"活维生素丸"之称。人们把红枣当成补品，用于治疗贫血、血小板减少性紫癜等病。孕妇经常吃些红枣，对身体健康很有帮助。

蒸猪肝

⊛ 准备材料：猪肝一块，酱油和糖各适量。

⊛ 制作方法：

将猪肝一整块洗净，沥干水分，放到蒸碗内，倒入酱油，刚好浸过猪肝，加一汤勺糖调。将水烧开后放入猪肝，用慢火蒸约50分钟取出。食用时将蒸肝切成片即可。

⊛ 特点：此菜色深味浓，软嫩可口，含有丰富的蛋白质及易被人吸收的铁、锌等矿物质，并富含维生素A、维生素D、维生素B_{12}及尼克酸，孕妇多吃可预防贫血。

怀孕十个月的营养方案

营养需求

辛辛苦苦的终于熬到了第十个月，孕妇在万分欣喜的同时，也感到了前所未有的紧张。在这个时候，胎儿已经完全发育成熟随时准备临盆。孕妇的肠胃受到压迫，所以很可能会有便秘或腹泻等情况的出现。孕妇一定要增加进餐次数，少吃多餐，而且多吃一些容易消化的食物。

营养方案

这个月，孕妇便进入了一个收获的"季节"。这时候，保证足够的营养，不仅可以供给胎儿生长发育的需要，还可以满足自身子宫和乳房增大、血容量增多以及其他内脏器官的变化所带来的"额外"负担。如果营养不足，不仅所生的婴儿比较小，而且孕妇自身也容易发生贫血、骨质软化等营养不良症，这些病症会直接影响临产时正常的子宫收缩，容易发生难产。

临产前的最后几天，应该给孕妇提供足够的营养，不要一味地禁食。初产妇从规律性宫缩开始到宫口开全，大约需要 12 小时。如果孕妇是初产妇，又没有高危妊娠，准备自然分娩，可准备易消化吸收、少渣、可口味鲜的食物，让孕妇吃饱吃好，为分娩准备足够的能量，否则吃不好睡不好，紧张焦虑，很容易导致孕妇疲劳，可能引起宫缩乏力、难产、产后出血等危险情况。

孕妇应该坚持少吃多餐的饮食原则。越是临产，就越应该多吃些含铁质的蔬菜，例如菠菜、紫菜、芹菜、海带、黑木耳等等。

饮食禁忌

孕妇在最后的阶段，要适当限制脂肪、甜食和水果的摄入，适当减少米、面等主食的量，以免胎儿长得过大。尤其在最后临近分娩的第十个月，更应该减少盐的摄入。

食谱举例

虾皮炒茭白

准备材料：茭白 300 克，虾皮 50 克，青椒 25 克，花生油、葱末、姜末、食盐、白糖各适量。

制作方法：

茭白去皮，洗净，放到开水中烫一下捞出，切成片；青椒去蒂、去籽洗净后切成片；虾皮洗净捞出待用。锅里放入生油，烧热，下葱、姜末和虾皮，炒出香味，下茭白、青椒、白糖煸炒即可装盘食用。

◎◎ 特点：鲜嫩爽口，味咸甜微辣。茭白有清热生津、通利二便的作用。虾皮含有丰富的钙、碘，是胎儿的生长发育和孕妇晚期所需要的营养成分。此菜孕妇妊娠晚期可食用。

腐竹拌菠菜

◎◎ 准备材料：菠菜300克，水发腐竹150克，花椒油10克，姜末少许，精盐、味精各适量。

◎◎ 制作方法：

腐竹用沸水泡洗干净，再放入沸水中稍煮一下，用凉水过凉，挤干水，切成4厘米长的段，加花椒油5克，味精、精盐搅拌均匀，放到盘里。菠菜洗干净，放到沸水内稍烫，捞出用凉开水过凉，挤干，切成3厘米长的段，加上花椒油、精盐、味精拌匀，放在腐竹中间，再洒上姜末即可食用。

◎◎ 特点：菠菜含有丰富的铁、磷等矿物质，并富含维生素A、维生素C等，有补血、助消化、通便的功效，是孕妇妊娠晚期补铁的蔬菜。腐竹富含蛋白质（每100克腐竹含蛋白质50.5克）、钙、磷、铁、碳水化合物等多种营养素，能养胃、解毒等。孕妇在妊娠晚期，需要更多的铁、钙和蛋白质，才能满足婴儿快速生长的需求。此菜孕妇常食，有利于胎儿的生长和母体的健康。

 哺乳期妈妈的营养方案

营养需求

哺乳期的营养非常重要，母亲要逐步补充由于妊娠、分娩所耗损的营养储备，要分泌乳汁，还要承担哺育婴儿的重担，为此饮食上就必须注意营养全面，摄取丰富的蛋白质、脂肪、矿物质和维生素。如果缺乏这些营养要素，不仅会给母亲的体质带来不利影响，还会使乳汁分泌量大为减少，直接影响婴儿的生长发育。

无机盐

这其中的钙、铁、铜、锌、碘几种无机盐对于哺乳期妈妈来讲是最值得注意的。因为在这个阶段很容易造成这几种物质缺乏。例如锌，产后头三个月哺乳期妈妈营养不良，乳汁中锌的含量显著低于营养良好者。

脂类

脂类与婴儿的脑发育有密切关系，尤其是其中的不饱和脂肪酸，如 DHA 对中枢神经的发育特别重要，脂溶性维生素的吸收也需要脂类。相关医学专家建议，哺乳期妈妈脂肪的供给量，应使其所提供的能量达到膳食总能量的 20%～25%，还要考虑必需脂肪酸的含量适宜。

蛋白质

哺乳期妈妈必须摄入充足的蛋白质，有以下三方面的原因：一是由于泌乳，哺乳期妈妈的新陈代谢加快，蛋白质的需要量也相对增加，如果摄入不足，便可能出现负氮平衡；二是膳食中蛋白质的质和量不理想，可使乳汁分泌量减少，并影响到乳汁中蛋白质氨基酸的组成，表现为赖氨酸和蛋氨酸含量的降低，婴儿出现营养不良；第三个原因是哺乳期妈妈的蛋白质营养状况对乳汁分泌能力影响最大。体内多余的氮储存能刺激乳腺分泌，增加泌乳量。动物性食品如鸡蛋、禽肉类、鱼类等可提供优质蛋白质，宜多食用。哺乳期妈妈每天摄入的蛋白质应保证有三分之一以上来自动物性食品。大豆类食品能提供质量较好的蛋白质和钙质，也应充分利用，尤其对于受经济条件限制者多摄入大豆类及其制品，以补充蛋白质。

钙

哺乳期妈妈钙的需要量大，需要特别注意补充。乳及乳制品（如牛奶、酸奶等）含钙量最高，并且易于吸收利用，每天应供给一定数量。小鱼、小虾含钙量丰富，可以连骨带壳食用。深绿色蔬菜、豆类也可提供一定数量的钙。哺乳期妈妈钙的推荐摄入量为每天 1200 毫克。适量的维生素 D 有助于钙的吸收与利用，所以还要注意摄取一定量的维生素 D。

新鲜蔬菜、水果和海藻类

新鲜蔬菜和水果含有多种维生素、无机盐、纤维素、果胶、有机酸等成分，海藻类还可以供给适量的碘。这些食物可增加食欲，防止便秘，促进泌乳，是哺乳期妈妈每日膳食中不可缺少的食物，每天要保证供应 500 克以上。哺乳期妈妈还要多选用绿叶蔬菜。有的地区产后有禁吃蔬菜和水果的习惯，应予以纠正。

营养方案

哺乳期妈妈的食谱应该根据食物的营养含量及个人的口味而精心制定。一般来讲，哺乳期妈妈每日的泌乳量为 500~1000 毫升，多者可达 2000 毫升以上。为了泌乳的需要，哺乳期妈妈每天应保证摄入 3000~4000 卡热量，而这些热量均需从食物中获取。因此，哺乳期母亲的营养应合理均衡，做到菜肴荤素搭配、粮食粗细搭配，应多吃些肉、鱼、蛋、奶、豆制品、新鲜蔬菜和时令水果。具体每日各种食物的摄入量为：粮食 0.5 千克，肉类 0.25 千克，牛奶 0.25~0.5 千克，蛋 2 只以上，豆制品若干，蔬菜 0.5 千克，水果 0.25~0.5 千克。此外，还应服用适量的钙剂及鱼肝油。

为了保证乳汁的分泌量充足，乳母宜多食带汤的炖菜，如炖母鸡汤、牛肉汤、排骨汤、猪蹄汤等。为了避免发生消化不良及胃肠道感染，宜少食煎、炸等不宜消化的食品，少食凉拌菜及冷荤。哺乳期妈妈食量应比孕期还大，且每日除 3 餐之外，还应有 2~3 次加餐。

另外，对于轻体力劳动的妇女，哺乳期应摄入约 3000 千卡的热能、蛋白质、脂肪、碳水化合物的供热比为蛋白质 13%~15%，脂肪 27%，糖类 58%~60%。按照我国习俗，在产后一个月中不难达到上述要求，甚至有人每日食用很多鸡蛋，仅在一个月后，就回到孕前水平。专家认为，应该将这些优质食品分散在哺乳期几个月中，这样才能有利于保证乳汁质量和婴儿的生长发育。

饮食禁忌

哺乳期妈妈在喂母乳期间，为了自身及婴儿的健康，应避免摄取某些会影响乳汁分泌的食物或个人的一些特殊嗜好，以免破坏良好的哺喂效果。特别注意要远离烟酒，咖啡、可乐等饮料也最好不要饮用。另外哺乳期妈妈的饮食既要营养丰富，又不能过于油腻，母乳中脂肪过多也不利于婴儿的消化吸收。哺乳期的妈妈应该多吃些水果，如果是冬季，水果从室外拿进来时太凉，可以在温暖的室内多放一段时间再吃，以免刺激肠胃。夏季乳母吃冷饮也应适当有所控制，不可像平时那样随心所欲。

下面，我们具体盘点一下哺乳期妈妈最应该避讳的食物种类：

忌饮茶

哺乳期妈妈在喂奶期间忌饮茶，因为茶内的咖啡因可通过乳汁进入婴儿腹中，引起婴儿肠痉挛。常饮茶的哺乳期妈妈哺育的婴儿经常无缘无故地啼哭，就是这个道理。

忌吃冷饭

有的哺乳期妈妈喜欢吃冷饭，其实这是不科学的。因为冷饭易损伤脾胃，影响消化功能，造成腹泻。中医认为"热行寒滞"，生冷之物易致淤血滞留，而引起产后腹痛、恶露不行等疾病，影响哺乳。

忌食麦乳精

有的家庭认为麦乳精是补品，给哺乳期妈妈大量饮用，结果越喝麦乳精，越没有奶哺喂婴儿，这是为什么呢？因为麦乳精的主要原料麦芽糖和麦芽酚都是从麦芽中提取的，而麦芽是中医退奶的主要药物，所以坐月子期间不能饮用麦乳精。

忌食辛辣刺激性的东西

营养专家认为，产后饮食宜清淡，不要吃那些刺激性的物品，包括：辛辣的调味料、辣椒、酒、咖啡及香烟等。酒，一般而言，少量的酒可促进乳汁分泌，对婴儿亦无影响；过量时，则会抑制乳汁分泌，也会影响子宫收缩，故应酌量少饮或不饮。咖啡，会使人体的中枢神经兴奋。一杯 150 毫升的咖啡，即含有 100 毫升的咖啡因，正常人一天最好都不要超过三杯。虽无证据表明它对婴儿有害，但对哺乳的妈妈来说，应有所节制地饮用或停饮。太过刺激的调味料，如辣椒等物，哺乳期妈妈应加以节制。另外，韭菜、蒜薹、辣椒、胡椒、茴香、酒等食物与饮品性味辛辣，温燥，过食可使产妇内热上火，口舌生疮，大便秘结或痔疮发作，婴儿吃奶后会引起口腔炎，流口水等毛病。所以，以上辛辣之品作为调料是可以的，但不能多吃。

食谱举例

萝卜鲫鱼汤

○ 准备材料：鲫鱼 900 克，白萝卜 300 克，大葱 8 克，姜 3 克，植物油 15 克，味精 2 克，盐 5 克，料酒 10 克。

○ 制作方法：

鲫鱼去杂清洗干净后，在鱼身两面各划 5 刀；白萝卜去皮，切成 8 厘米长的细丝；葱切长段，姜切细丝，炒锅中倒入 15 克油烧热，顺着锅边放进鲫鱼煎至两面呈黄色。然后倒入 5 杯清水，加入姜、葱、萝卜丝及味精、盐、酒，盖锅盖。用小火煮至水开后 10 分钟，取出葱段，放到汤碗中即可食用。

○ 特点：鲫鱼具有益气健脾、消润胃阴、利尿消肿、清热解毒之功能，并可以防治高血压、动脉硬化、冠心病。民间常用鲫鱼煮汤催乳。

黄花木耳猪蹄汤

○ 准备材料：猪蹄 800 克，黄花菜 30 克，木耳 30 克，姜 10 克，盐 4 克，味精 2 克，胡椒粉 4 克，大葱 10 克。

○ 制作方法：

将猪蹄刮洗干净，随冷水放到锅煮沸，去除浮沫，捞出再用清水洗干净待用。黄花菜、木耳洗干净，在汤锅中加入清水和姜片，放猪蹄煮沸后改用小火煨至肉熟骨脱，放入黄花、木耳，大火烧至汤沸后再煨约 10 分钟，食用时调味。

🍲 特点：猪蹄中含有较多的蛋白质、脂肪和碳水化合物，可加速新陈代谢，延缓机体衰老，对于哺乳期妇女能起到催乳和美容的双重作用。

北芪党参炖乌鸡

🍲 准备材料：北芪 30 克，党参 20 克，乌鸡 1 只，姜 2 片，精盐、料酒、香油各适量。

🍲 制作方法：

乌鸡宰杀后，除杂洗净，放入开水中煮 3 分钟，取出。将北芪、党参、姜片洗净。把乌鸡放入炖盅加入北芪、党参姜片、料酒，注入适量开水，盖好，入锅隔水炖 3 小时取出，放入精盐、香油即可。

🍲 特点：党参能补中益气、养血补肺。北芪能补气升阳、益卫固表、托毒生肌、利水退肿。乌鸡含蛋白质、脂肪、钙、磷、铁、维生素 B_1、维生素 B_2 和尼克酸等。有养阴退热、补益肝肾的作用。此菜具有益气、强身的作用，适于产后虚弱者食用。

 中年人的营养方案

营养需求

有句话说："男人、女人永远生活在地球的两极。有不同的兴趣、脾气，喜爱不同风格的电影、不同口味的食物。"那么，你有没有想过，男人女人在营养需求方面是否也存在差异呢？也许有人会说，夫妻二人每天同桌吃饭，营养需求当然相同！在一大型调查中，有将近六成的被调查者表示，男女在营养需求方面，应该存在一定差异。但到底差在哪里，很多人却并不了解。

就基本的蛋白质、脂肪、碳水化合物这三类宏量营养素来说，男女需求基本相同；但在维生素和矿物质方面，的确存在一定差异。高发于女性的缺铁性贫血，在男性中就较少出现，所以"补铁"基本是女性的专利。如果男性错误"补铁"，还可能对健康有负面影响。因此，在食物摄入和营养素的补充上，男女应该各有侧重。

男性：改善营养缓解压力

作为家庭和社会的支柱，男人最容易透支健康，饮食则是身体能够承受重任的基础。因此，男性饮食不仅要注意降低脂肪、胆固醇的摄入量，还应关注抗氧化剂、维生素和微量元素的摄取。

番茄红素：前列腺的"守护者"

在全世界范围内，前列腺疾病正成为越来越多男性的"大敌"。番茄红素这种高效抗氧化剂，主要存在于西红柿、西瓜、葡萄柚等红色食品中，它在体内含量的高低对前列腺尤为敏感。经研究发现，中年男性前列腺组织中番茄红素的含量逐渐降低，这个现象与男性前列腺肥大有非常重要的关联，并发现补给适当剂量的番茄红素，可以帮助减缓前列腺肥大及发生癌变。

成年男性每天吃 100~200 克番茄，就能满足身体对番茄红素的需要。但生吃西红柿并不利于番茄红素的吸收，因为它具有脂溶性，需要与油脂混合后，才能更易于被人体充分吸收。因此，多吃做熟的番茄或含有番茄红素的营养补充剂，都是不错的选择。

复合 B 族维生素：对抗压力

人体内有复杂的机制抵抗压力的侵袭，而 B 族维生素更是其中重要的一员。B 族维生素都是水溶性的，多余的不会贮藏于体内，会完全排出体外，所以必须每天补充。

其中维生素 B_1 对于维持正常的食欲、胃肠蠕动和消化液分泌起重要作用，缺乏有可能导致疲倦、烦躁、头痛、食欲不振及工作能力下降等；维生素 B_2 对维持正常的物质代谢和能量代谢有重要作用；烟酸有降低胆固醇和扩张血管的作用，对延缓脑部老化也有一定作用；除此之外，还有维生素 B_6、维生素 B_{12} 等各司其职，保障人体这台复杂机器的正常运转。此外，B 族维生素之间有"协同作用"——也就是说，一次摄取多种 B 族维生素，要比分别摄取效果更好。在美国市场上，纽崔莱天然 B 族维生素片是最受欢迎的，其中 7 种成分经过科学配比，并全部取材自天然原料，更安全、更易吸收。

锌：和生育能力息息相关

微量元素锌是人体必不可少的一种元素，它与新陈代谢、生长发育以及其他多种生理功能的关系极为密切，特别是在维持男子生殖系统的完整结构和功能上起着重要作用。男性精液里含有大量的锌，体内锌不足，会影响精子的数量与品质。"美国营养标准推荐表"上注明，男性每天锌的正常需要量是 15 毫克，可是实际摄入量往往只有三分之二。男性在每日膳食中应经常食用富含锌的海产品，以及鱼、猪肝、牛肉、虾、贝类、紫菜、芝麻、花生、黄豆和豆制品。如果平时饮食不规律，则可考虑通过其他途径补充。

女性：最易缺乏钙和铁

女性除了要当家庭的主心骨，还要承担生儿育女的重任，营养大业更不可忽视。对女性而言，各个生理时期需要的营养不尽相同，一定要"因时制宜"。

钙：和维生素 D 一起补

中国人普遍缺钙已是不争的事实。为了保证健康，成年人每天至少要摄取 800 毫克钙，而孕妇以及更年期的女性，每天至少要 1200~1500 毫克钙。中国居民膳食营养调查显示，我国人均钙摄入量只有区区 391 毫克，而缺钙正是骨质疏松、失眠多梦等女性更年期多发疾病的主要诱因。

西方人缺钙的较少，是因为他们的膳食中含有大量奶制品，可提供足够的钙。中国是植物性膳食为主的国家，不仅奶制品摄入量少，而且植物性食物中含有大量植酸、草酸等物质，会阻碍钙的吸收。因此，多喝奶和摄入钙补充剂，应该成为中国人补钙的主要形式。钙进入人体后，需要维生素 D 的作用才能变为能被人体吸收的活性形式，因此，钙一定要和维生素 D 一起补。

铁：吸收率最重要

有权威调查显示，城市白领有三成患有缺铁性贫血，在不发达地区，这个比例更可高达六成。对这些女性来说，铁就是"血"的代名词，"补铁"就是"补血"。身体从食物及营养补充剂中摄入充足的铁，可以促进抗体的产生、提高免疫力，增进肝脏的解毒能力，恢复血色良好的皮肤。不过需要注意的是，铁元素只有在酸性环境下，才能转化为易于被人体吸收的形式。因此，最好选择添加了维生素 C 的铁营养补充剂，25 毫克维生素 C 就可以使铁的吸收率增加 1 倍以上。

叶酸：孕期不可少

叶酸是一种 B 族维生素，主要存在于豆类、菠菜、油菜、胡萝卜、梨、菠萝、柑橘、鱼等食物中。人体自身不能产生叶酸，因此只能从食物或营养补充剂中摄取。对于普通女性来说，叶酸可以预防巨球细胞性贫血的发生，并有安神的功效；而对于准妈妈来说，叶酸更是必不可少的一种营养素——从怀孕前三个月开始补充，可有效预防胎儿神经管畸形的发生。

营养方案

中年期一般指 30~59 岁。中年期是一生中心、身充分发育成熟、精力最旺盛、生活最充实的阶段。但同时，也是工作、生活、精神负担最重，身体开始由盛转衰的时期。这些特点决定了中年期既是事业上大展宏图的阶段，又是身体上特别需要保养的时期，只有加倍注意保养，才能有效地维护健康、延缓衰老的到来。正如明代大医家张景岳所说："人于中年，当大为修理一番，则再振根基，尚余强半。"意即中年人只有悉心保养，才能为老年健康打下良好基础。根据中年人体质特点，在饮食方面应注意做到：

适当控制能量供应，防止肥胖：中年人新陈代谢较青年时期缓慢，加之中年人好静，活动减少，能量消耗减少，若进食过多，多余的能量就会转化为脂肪而贮存在体内。如果贮存过多，就会发胖，甚至诱发冠心病、高血压等多种疾病，因此，中年人每日主食不可过量，尤其是晚餐更应控制。同时，要限制甜食摄入。中年人随着年龄增加，处理糖的能力下降，过食甜食，不仅会导致能量过剩，还会使血糖升高，诱发糖尿病。另外，还要控制脂肪摄入，尤其是要控制动物性脂肪的过量摄入。

增加蛋白质的摄入：中年人随着年龄增加，对食物中的蛋白质利用率下降。因此，蛋白质食品的供应量应高一些。每日每公斤体重应不少于1克，而且动物性蛋白质与植物性蛋白质均应占一定的比例。

多吃粗纤维食品：食物中的纤维素虽然不能被人体吸收和利用，但它在人的消化过程中却起着相当重要的作用。它可以刺激胃肠蠕动，促进食物中其他营养素的吸收，预防便秘等，所以中年人膳食中应有粗粮、蔬菜、水果、海带等粗纤维食品。

低盐多钙：人进中年，血管功能开始退化。过吃咸食，在某些内分泌素的作用下，可加速血管老化，使血压升高。另外，体内食盐过量还会加重心脏病、肾病、支气管炎患者的病情。因此，中年饮食以清淡为好，每天食盐最好限制在5克。

饮食禁忌

中年人常常认为自己的身体处于旺盛的生命时期，而忽略了饮食的科学合理的调整。殊不知，人体的生命过程，以四十岁为分界线，四十岁以后，机体已由盛逐渐向衰的方向发展，待到进入老年，方感到中年时期不注意饮食所带来的祸害。因此，为了健康与延年益寿，就应从中年开始注意饮食的科学安排。

中年人也像青年人的需要一样，要有六大营养素的经常摄取与补充，这就是蛋白质、糖类（包括食糖、淀粉）、脂类、矿物质、维生素和水。只是中年以后，因为生理上的一系列变化，特别是消化、代谢的不同程度下降，对各种营养素的需要，与青壮年已大不相同，有的需要增加，有的需要减少，所以，中年人的饮食需加以调整，才能适应身体的需要，譬如糖类就是需要减少的食物，据科学研究表明，糖是身体主要热量的来源，中年以后体力活动日益减少，因此热量的来源之——糖，也须减少。每日三餐的饭量就足够体内能源的需要，如再吃些油腻的食物，能源就富余了，于是肝脏把多余的能源转成脂肪，堆存各处，这样就形成肥胖，引起一系列老年性的疾病，威胁着健康。因此，中年人在饮食上就必须坚持做到六禁忌：

一、忌食之过饱。每天以维持低热量饮食的要求，做到食不多餐，餐不过饱，能食至七、八成饱就可以了。

二、忌喝水太少。水是六大营养素之一，人体组织中四分之三是由水分构成的，饮水不足会造成血液循环量减少，脉搏和呼吸过速，消化器官功能降低，以致便秘。因此，提倡多喝水，特别是提倡清晨一杯温开水，这更有利机体清洗肠胃，促进废物的排泄。当然，喝水也要有个限度，过多也不利，它会冲淡血液的浓度，使人体血液量增加，造成心血管系统与肾脏的过重负担。

三、忌偏食。每种食物都有它的养料，它们都提供了人体所需的营养素，使身体内生理活动所需的酸碱性得以相对平衡，避免疾病的发生，如果较经常地只吃某些食物，对另外一些食物始终保持着距离，势必使饮食中的酸碱失去平衡，这就难免出现因酸或因碱的缺乏而带来疾病。

四、忌体肥身胖。中年人最好保持一定的体重，如超过正常体重，应注意适当减食，从体重增减趋势看，人到中年，易于肥胖，而肥胖却是中老年人的百病之源。诸如高血压、动脉硬化、心脏病、糖尿病等，都与肥胖有密切关系。

五、忌多食甜味食物与糖。糖是人体能量的来源之一，人体活动的能量，有70%是依靠糖来供应的，但食糖过多对健康带来的影响也是十分明显的。中老年人的心血管病的发生与吃糖和甜食过多有关。糖的摄入量过多，血液中的胆固醇和甘油三酯也多，这便导致心血管疾病与肥胖症。糖尿病更是与吃过多的糖有关。对中年人来说应忌多吃甜食与糖。

六、忌多食油腻食物。中年以后动物性油脂只能适量食用，切忌过多，因为这些中性脂肪，内含饱和脂肪酸，它易与胆固醇结合，使之在血管壁上沉积，而造成动脉硬化、冠心病等。

食谱举例

香菇烧牛肉

🍄 准备材料：肋条牛肉 500 克，鲜香菇 150 克，姜、葱、蒜、豆瓣酱、三奈、八角、桂皮、花椒、精盐、白糖、酱油、胡椒面、味精、料酒、鲜汤、湿淀粉、食用油各适量。

🍄 制作方法：

牛肉切成小块，加入沸水中余一下捞出冲洗干净，香菇切块余水后捞出。锅里放入少许食用油并烧热，放入豆瓣酱炒香出色，再掺入鲜汤，煮沸后去渣，转入高压锅。放入牛肉，加拍破的姜、蒜，挽成结的葱、三奈、八角、桂皮、胡椒面、酱油、料酒，上火压约 20 分钟至熟软后，将牛肉连汤汁倒入炒锅内，拣去姜、葱、蒜和香料不用，放入香菇略烧，调入精盐、白糖、味精，用湿淀粉勾好后起锅装盘即可。

🍄 特点：牛肉富含蛋白质和脂肪，多种维生素，钙、铁和丰富的氨基酸。胆固醇含量低，属上乘肉品，常食能补中益气，滋养脾胃，强健筋骨。香菇具有补气健身，降血糖，提高机体免疫能力的作用。此菜牛肉嫩软，咸鲜微辣，常食能强健体魄，提高人体免疫力。

红萝卜炒木耳

🍄 准备材料：胡萝卜 250 克，干黑木耳 50 克，姜、蒜片、葱节、精盐、味精、食用油各适量。

🍄 制作方法：

干木耳用温水泡涨后撕成小片，胡萝卜去表皮切成片。胡萝卜、木耳在沸水锅中余一下捞出沥净水，将锅里放少许食用油烧热，然后放入姜、葱、蒜炒香后放入胡萝卜、木耳翻炒，调入精盐、味精炒匀出锅装盘即可。

◎ 特点：胡萝卜含有丰富的胡萝卜素和人体所需的多种营养成分，有润皮肤、润肠道、帮助排汞、降血压、养肝明目的作用。黑木耳富含蛋白质和碳水化合物，以及多种矿物质、维生素K、核黄素、磷脂多糖体等，有补脑强心，抵抗动脉硬化、冠心病、细胞变性和坏死、肿瘤等多种疾病的作用。此菜色泽明快，咸鲜可口，微甜，有增强人体抗病能力，延缓皮肤老化的作用。

猪肝煮黄豆

◎ 准备材料：猪肝200克，干黄豆150克，姜、葱、精盐、味精、料酒、鲜汤各适量。

◎ 制作方法：

黄豆用温水泡5分钟后洗净，猪肝洗净、切片后用沸水冲淋，加入料酒、精盐腌片刻。黄豆淘洗后入锅，加鲜汤和适量水，用中火煮至八成熟，放入猪肝片和酱油、味精、精盐，改用小火炖30分钟即成。

◎ 特点：猪肝含有丰富的蛋白质、铁及维生素A、维生素B_1、维生素B_2、维生素C等成分，有补肝、养血、明目的作用，同时可润肤、养颜；黄豆含有人体必需的多种氨基酸、矿物质和维生素A、维生素B、维生素E等，有补肾明目、降低胆固醇和延缓老化的作用。此汤黄豆软糯，猪肝软嫩，咸鲜醇和，有润肤养颜、延缓衰老的作用。

老年人的营养方案

营养需求

人的营养主要从食物中获得，食物对人体的营养作用又是通过它们所含的营养素来实现的。食物必须通过消化、吸收的过程才能被各器官和组织利用。老年人有特殊的营养需求，这是由于衰老过程需营养的补充。老年人虽然在热量方面需求减低，但营养的质量要求和营养素的种类要求都与年轻人相同。一般来说，老年人和所有的人一样，需要碳水化合物（糖）、蛋白质、脂肪、维生素、矿物质和微量元素，另外还需食物纤维及水分。

当然，不可否认的是老年人新陈代谢减弱（减少的幅度大抵是 60 岁人的基础代谢比 20 岁人的减少 16%，70 岁人的减少 25%），所以，老年人对营养物质的具体需求上有以下一些特殊的要求：

水

老年人的饮水量根据各自的需要而定，注意不要有意识地过多摄入。

钙

因为老年人多有维生素 D 缺乏的现象，使钙质的吸收减少，所以 50 岁以上的人往往有骨质疏松症，特别是女性较多见。老年人要多吃些含钙量较高的食物，如骨头汤、牛奶等。患有骨质疏松症的老年人，每天可补充钙质 2 克。为了促进钙质的吸收，应多晒太阳，以增加体内的维生素 D。

脂肪

高脂肪饮食对老年人心血管系统的危害是众所周知的。脂肪摄入过多易产生高脂血症、高胆固醇血症，继之会引发高血压、冠心病等。但是，机体的必需脂肪酸要从食物中获得，一些脂溶性维生素的吸收也需要脂肪参与，所以，过分强调限制脂肪的摄入，对健康亦不利。

糖类

老年人应控制糖类的摄入量，尤其应限制纯糖的摄入，因为糖在体内可转化为脂肪，使人发胖。但有些含糖量多的食物中含膳食纤维较多，而膳食纤维对于老年人有特殊的意义，故对这类食物不应限制太多。要注意的是，水果和蜂蜜中所含的果糖，既容易消化吸收，又不容易在体内转化成脂肪，是老年人理想的糖源。

蛋白质

老年人体内的分解代谢增加，合成代谢减少，所以老年人要适当多吃一些富含蛋白质的食品，至少应当和成年期吃得一样多，每天每公斤体重为 1~1.5 克；到 70 岁以后可适当减少。老年人的肝、肾功能已经减弱，清除毒物的能力较差，如果蛋白质吃得太多，其代谢后的有毒产物不能及时排出，反而会影响身体健康。老年人蛋白质的摄入一定要适量，既不能少，也不宜过多。

维生素

老年人需要补充足够的维生素，以满足身体的需求。例如维生素 A 对皮肤和器官内膜是重要的营养素，维生素 A 不足会引起夜盲；维生素 C 不足，易导致牙龈出血、牙齿松动和广泛出血；维生素 B_1 不足可引起脚气病，表现为抑郁、心慌、昏眩、衰弱、食欲减退、体重减轻及麻痹；维生素 B_2 缺乏，影响鼻、眼和黏膜内膜、唇舌糜烂，吞咽非常疼痛。老年人在日常生活中要着重补充维生素。

营养方案

人进入老年期后，机体的基础代谢率降低，生理功能减退，消化系统的调节适应能力也在下降。这一系列的生理变化，势必使老年人的营养需要也发生相应地变化，表现出一定的特殊性。只有考虑到这种特殊性，相应地进行饮食方面的安排，才能合理、科学地让老年人获取到足够的营养。除患特殊疾病需要控制饮食外，老年人的食物种类应该是多样化的，只有这样，才能获取全面的营养。就从早餐来说，老年人可以多选择几种食物一起食用，牛奶、面包、鸡蛋、麦片、火腿、蔬菜等，每样可以只吃一点，但种类宜多。老年人根据自己身体的具体情况，最好能做到不偏食。

另外，对于具有相同营养的食物，老年人应该如何选择？以蛋白质的补充为例。人体在衰老过程中，需要有较丰富的蛋白质食物来补偿机体组织蛋白的消耗。能够提供优质蛋白质的食物包括牛奶、鸡蛋、豆类及各种肉类，如红色肉（牛、羊、猪肉等），白色肉（鸡肉、鱼虾）。针对老年人牙齿开始脱落，胃液分泌减少等特点，老年人选择吃鱼虾要比吃猪牛肉更容易消化和吸收。因为鱼虾的肉质细滑，容易被咀嚼和消化，而且鱼肉富含不饱和脂肪酸，这对身体的健康有好处。在烹饪上，应该选用清蒸或白灼的方法。除此之外，豆类能提供高质量的植物蛋白质，老年人如果没有得痛风、慢性肾炎等疾病，最好吃一些豆类或豆制品，每天"一两豆腐二两肉"是科学的。老年人为获取全面的营养，食物的种类可以多样化，但总的摄入量应该少，不要吃得过多。否则会增添消化系统和心脏的负担，还会导致肥胖。老年人吃七八成饱就行。

饮食禁忌

现在，随着经济的逐步发展，老年人的生活饮食虽然得到了越来越多家庭的重视，但是由于缺乏科学的饮食观念，老年人饮食还存在着很多误区。

误区一：常吃腌制食品。

在腌制鱼、肉、菜等食物时，容易使加入的食盐转化成亚硝酸盐，它在体内酶的催化作用下，易与体内的各类物质作用生成亚胺类的致癌物质，人吃多了易患癌症，并促使人体早衰。老年人更不宜常吃腌制食物。

误区二：不吃蛋黄。

蛋黄与高血脂并不能画等号。卵磷脂是一种强有力的乳化剂，当它被吸收进入血液后，能促使血液中的胆固醇和脂肪颗粒被细胞充分利用，从而使血液中的胆固醇减少，有助于防止动脉粥样硬化。

误区三：单吃瘦肉。

虽然瘦肉中脂肪含量低于肥肉，但是不能笼统地说瘦肉就是低脂肪的，瘦猪肉中所含脂肪还是很高的。瘦肉中含有大量甲硫氨酸，容易形成动脉粥样硬化，所以多吃瘦肉并不好。对老年人来说，鱼肉有防治冠心病、高血压以及延缓衰老等作用，不妨多吃一些。

误区四：果蔬榨汁不吃"渣"。

近年来喝榨果蔬汁盛行，许多家庭购买了榨汁机，水果、蔬菜只喝汁不吃"渣"。其实，除了某些病人、牙齿不好的老年人和婴儿外，果蔬最好不榨汁喝。因为其中的纤维素、果胶等营养物质被浪费掉，易造成胃肠蠕动减慢，引起便秘等。纤维素摄取不足还可能诱发肥胖、胆结石、高血脂、糖尿病等病。

误区五：长期吃粥。

有的老人因咀嚼功能不好而长年吃粥，也有少数讲究药膳的人用吃药粥作为对疾病的辅助治疗。但是根据相关调查显示，长期吃粥的老年人一般比较消瘦，原因是老年人的胃动力较差，如果吃粥的量过多，难以很快排空，会感到胃部不适；以同样体积的粥和米饭相比，如果长期吃粥，得到的总热量和营养物质不够人体的生理需要，难免入不敷出。所以，吃粥和吃药粥虽是养生一法，但老年人长期吃粥并不适宜。

误区六：药物、保健药和补品吃得过多。

若能合理调配老年人的膳食，满足身体所需的各种营养素，就不必购买服用保健食品。因为新鲜食物中既有各种营养素，且价格又便宜。如果老人食欲不振，膳食中食物不能满足身体对各种营养素的需求，或身体由于某种生理功能减弱，需要保健食品进行补充时，其原则仍然应该是缺什么补什么，需要什么补什么。总而言之，就是不能滥补。

误区七：长期吃豆制品补钙。

有些老年人认为豆制品富含营养，还可以补充钙质，便经常吃。其实黄豆中的蛋白质能阻碍人体对铁元素的吸收，过量摄入黄豆蛋白质可抑制正常铁的吸收量，从而出现缺铁性贫血，表现出不同程度的疲倦、嗜睡等贫血状态。所以，尽管豆制品富含营养，但也不是多多益善，还是以适量为宜。

误区八：长期喝牛奶补钙。

目前大多数人认为老年人要多喝牛奶，因为牛奶可以补钙，于是很多老年人长期喝牛奶。其实，这是不科学的。因为牛奶是酸性食物，被人体吸收就需要大量的碱性物质去中和，人体中钙和镁都是碱性，骨骼中含有大量的钙，肌肉中含有大量的镁，这样就流失了很多自身的钙和镁，所以很多老年人有骨质疏松病。如果补钙的话，也可以适当地吃一些豆制品，例如豆浆，不能单纯依靠牛奶补钙。

食谱举例

（一） 延年益寿红枣桃仁粥

❀ 准备材料：红枣 100 克，核桃仁 50 克，粳米 50 克，冰糖 100 克。

❀ 制作方法：

红枣、粳米分别用清水漂泡，清洗干净后放入无油渍的锅中，加入 500 克水、核桃仁。用旺火烧开后，用小火煮约 1 小时，至成粥后放入冰糖溶化后即可。

❀ 特点：红枣为益气、养血、养生的佳品。日常食之可补气血、益五脏、悦颜色、抗衰老，并可预防输血反应。红枣与核桃仁、粳米同配成粥，为延年益寿首选粥品之一。

（二） 芦荟拌鸡丝

❀ 准备材料：熟鸡肉 100 克，芦荟 15 克，虾米 20 克，香菜 10 克，盐 3 克，味精 1 克，酱油 5 克，醋 3 克，香油 5 克。

❀ 制作方法：

鸡肉、芦荟切成丝，香菜洗净后切成段。芦荟丝用开水烫 3 分钟后捞出，码到盘上，上面码上鸡丝，放上虾米、香菜段。将味精、酱油、醋、精盐、香油放到碗中，浇在香菜段上即可。

❀ 特点：鸡肉肉质细嫩，滋味鲜美，蛋白质含量较高，且易被人体吸收利用，有增强体力，强壮身体的作用，一般人群均可食用，老人，病人，体弱者更宜食用。虾米中含有丰富的蛋白质和矿物质，钙含量尤其丰富；还含有丰富的镁元素，能很好地保护心血管系统，对于预防动脉硬化、高血压及心肌梗死有一定的作用；还有镇定作用，常用来治疗神经衰弱、自主神经（植物神经）功能紊乱等症。老年人常食，可预防自身因缺钙所致的骨质疏松症。

（三）　白菜炒干丝

　准备材料：白菜750克，豆腐干200克，猪油（炼制）50克，香油20克，盐8克，酱油5克，味精2克，料酒7克，白砂糖15克，大葱14克，姜10克。

　制作方法：

将白菜洗净后，顺丝切成寸段，用盐腌一下，挤干水，葱姜各留一半，另一半切成末。锅里放入清水烧开，下豆腐干、整姜、整葱，加盐煮一下，将豆腐干取出，先片成薄片，再切成火柴棍状粗细的丝，下油锅后轻炸一下，捞出沥净油。将锅置于火上，注入大油烧热，放入姜末煸出香味，放入白菜丝煸炒至熟，放入盐、酱油、味精、糖等调料，再加入豆腐干丝炒匀，烹入料酒，淋入香油起亮即能出锅装盘。

　特点：豆腐干中含有丰富蛋白质，而且豆腐蛋白属完全蛋白，含有人体必需的8种氨基酸，营养价值较高；其含有的卵磷脂可除掉附在血管壁上的胆固醇，防止血管硬化，预防心血管疾病，保护心脏；豆腐干还含有多种矿物质，补充钙质，防止因缺钙引起的骨质疏松，促进骨骼发育，对儿童、老人的骨骼生长极为有利。

 糖尿病人的营养方案

营养需求

人体需要从饮食中获取的营养素达四十多种。糖尿病患者在饮食控制中，往往比较注重碳水化合物、脂肪、蛋白质的控制，容易忽视维生素、矿物质、膳食纤维、酶类等微量营养成分的补充，导致营养失衡。足量补充这些营养成分，对糖尿病患者改善机体营养状况，重建营养平衡，控制血糖和血脂，预防和减少并发症有重要意义。

维生素 C

研究发现，糖尿病患者体内维生素 C 的水平较低，这可能和高血糖抑制了细胞对维生素 C 的摄取有关。维生素 C 在分子结构上和糖（葡萄糖）分子极为相似，人体很难辨识，在新陈代谢中经常会混淆。正常人血液中的维生素 C 和葡萄糖分子可同时进入血管细胞内，糖尿病患者由于血中糖分子水平过高，会有较多的葡萄糖分子和极少量的维生素 C 分子进入血管细胞内，日久即可发生微血管病变，引起血管炎、心肌梗死、脑卒中、失明、肾病等并发症。

因此，糖尿病患者每天补充足量的维生素 C，就可和葡萄糖达成竞争上的平衡，血管就可畅通，与心血管病绝缘。曾有一份研究报道表明，2 型糖尿病患者在给予每日 2000 毫克的维生素 C 治疗后，血糖和血脂的控制水平均有显著的改善。

维生素 E

维生素 E 能阻止自由基损坏血管壁，预防糖尿病患者的心脏病、肾脏及眼部的损害。尽管目前认为，维生素 E 的抗氧化作用要在至少100IU 的剂量时才能体现出来，但根据近期的研究结果，每日摄入400IU 以上的维生素 E 是有害的，因此当前的推荐用量是 30IU/d。超过 800IU 的用量将显著增加高血压患者发生中风的风险，同时还会影响抗血栓药物的疗效。

B 族维生素

血糖控制较差的糖尿病病人，B 族维生素消耗增多。食物中含 B 族维生素较丰富的有酵母、粗粮、豆、内脏、蛋及蔬菜（尤其是绿叶蔬菜）等。

微量元素铬、钒、锌

三价铬是葡萄糖耐量因子的组成成分，作用于葡萄糖代谢中的磷酸变位酶；缺乏铬蛋白，则该酶活性下降。不少研究表明，铬有助于控制血糖和血脂水平。一些证据还表明，铬与动物体血液中焦磷酸盐、核蛋白、蛋氨酸、丝氨酸等结合，对蛋白质代谢起到重要作用。目前推荐糖尿病患者，尤其是 2 型糖尿病患者补充铬。当前的推荐剂量是 50~200 毫克，由于大剂量摄入铬可能会造成肾脏的损害和染色体的改变，建议用量不要超过 400 毫克。含铬丰富的食品有酵母、牛肉、鸡肉、肝、蘑菇、玉米油、甲壳类、蛤类、啤酒、绿色豆类、坚果、花生酱和土豆等。

钒能促进糖苷对肌肉的作用，使心血管收缩，增加心室肌的收缩力，预防心脏病发作。钒在体内能调节钠、钾-三磷酸腺苷酶及其他磷酸转移酶的功能，影响细胞膜阳离子交换。钒调节糖代谢中的诸多关键酶发挥类胰岛素样活性。钒能使糖尿病患者降低血糖、胆固醇及甘油三酯。一些临床研究表明钒化合物对糖尿病有治疗作用。

锌有助于调整免疫系统，是全身酶活性成分，能协助葡萄糖在细胞膜上转运，与胰岛素的合成、分泌及生物活性有关，还与伤口愈合有关。食物中锌的最好来源是肉类、海产品、家禽、麦麸等。

营养方案

对于每一位糖尿病患者，无论 1 型还是 2 型，饮食治疗永远是各种治疗方法的基础。胰岛素治疗的糖尿病患者更是要求强调饮食、运动及胰岛素治疗三者的和谐与平衡。如进食太多，所注射的胰岛素量不够，病情就得不到满意的控制；如进食太少，所注射的胰岛素在某个时刻作用过强，又会引起低血糖反应。

科学合理的饮食调养及良好的饮食习惯，能迅速控制糖尿病的发展，对轻度 2 型糖尿病患者来说，比用药物控制病情还要有效。良好的饮食习惯可以达到"培源固本"的功效，保证人体基本的营养，提高人体自身免疫功能，增加抗病能力及预防并发症发生的目的。临床结果显示，许多糖尿病患者通过合理的饮食治疗，使病情得到了良好的控制。

如果糖尿病患者像正常人一样进食，就会出现血糖和尿糖增高，从而导致各种并发症的发生和发展，所以糖尿病患者都需进行饮食治疗。饮食治疗绝对不仅仅是"这也不敢吃，那也不敢吃"，"少吃或不吃"。饮食应该是每个人生活中的重要部分，健康人和糖尿病患者都有权利享受饮食给生活带来的乐趣。但糖尿病患者要享受健康饮食，就需要学会和掌握许多有关糖尿病饮食的知识，以下糖尿病患者的饮食宜忌可供您参考。

适当增吃食物纤维

纤维素是一种不能被人体消化吸收的多糖。糖尿病人适当地增加食物纤维的摄入量，有以下益处：其一，高纤维食物可以降低餐后血糖，改善葡萄糖耐量，减少胰岛素的用量以及降低血脂的作用；其二，能减缓糖尿病人的饥饿感；其三，能刺激消化液分泌及促进肠道蠕动，预防便秘的发生。下列食物中含纤维量较多，可作为糖尿病人经常选吃的食品，如：绿豆、海带、荞麦面、玉米面、燕麦面、高粱米、菠菜、芹菜、韭菜、豆芽等。有一点必须注意，虽然食物纤维对糖尿病人有好处，但是也不宜过分单一食用，凡事总有个度，糖尿病人讲究营养平衡更为重要。

植物油为较理想的烹调用油

玉米油、葵花籽油、花生油、豆油等，因其中含有较丰富的多不饱和脂肪酸。它是必需脂肪酸，在体内能帮助胆固醇的运转，使胆固醇不沉积于血管壁，所以这对预防糖尿病的一些并发症，如动脉硬化等有积极的作用，正因如此，糖尿病人所需烹调用油以植物油为好。但是，植物油也不能大量食用，过量食用便会暴露其明显的副作用，如产热能过多而导致的脂胖等。科学家们建议：饮食中多不饱和脂肪酸与饱和脂肪酸之比，为 $1:1 \sim 2$ 较好。

有益的大豆及其制品

大豆是糖尿病人较理想的食物，这是因为它所含的营养物质成分有益于糖尿病人。其一，大豆是植物性蛋白质的来源，不仅含量丰富，而且生物价值也高，必需氨基酸种类齐全，可以与动物性食物相媲美。其二，大豆中脂肪含不饱和脂肪酸、磷脂与豆固醇，对降低血液中胆固醇有利。其三，大豆中碳水化合物有一半为人体不能吸收的棉籽糖和水苏糖。此外，大豆中还含有丰富的无机盐、微量元素与B族维生素。由以上可以看出，大豆及其制品，如腐竹、豆腐丝、豆腐干、豆腐脑、大豆粉等，应成为糖尿病人的常用食品。

应付饥饿的办法

饥饿感是糖尿病人经常遇到的一种反应。它由糖尿病引起，随着糖尿病病情的好转或病人的适应调节而减轻或消失。可以采取下述办法来应付饥饿感的发生：

其一：减少细粮摄入，多增加一些纤维食物，如荞麦面、玉米面、绿豆、海带等的摄入。目前国内市场已有一些专供糖尿病人食用的保健食品，如荞麦挂面、绿豆饼干等，可作为饥饿感严重时加餐之用。

其二：适当多吃些低热量、高容积的蔬菜。如西红柿、菠菜、黄瓜、大白菜、油菜、豆芽、茄子、韭菜等等。

其三：用一些食疗方来加餐。如饥饿感强烈时，可用冬瓜250克、山药100克、猪胰1具（洗净后），加适量调料炖煮后连汤食用，也可以用南瓜、大豆或豆腐等产热量低的食品来炖猪胰食用。以缓解饥饿感为限量。

其四：心理方法。人的饮食量与饮食习惯有关，在不影响营养基础上的饥饿感，通过一段时间的忍耐适应，是可以缓解的。此外，病人应相信，减少饮食量，并不一定会产生饥饿，不要有事先的饥饿准备。糖尿病人重要的是营养平衡，过量的饮食无疑会给机体有关脏器组织带来负担。

甜味品的选择

有一些糖尿病人很爱吃甜食，但是甜食大多含糖量丰富，吃了对病情不利。那么如何来解决这个棘手的矛盾呢？不妨试试下述方法：

其一：在诸多甜味剂中，以"甜叶菊"较适合糖尿病患者食用，虽然其不含营养素，但是它也不提供热能，而且甜度为蔗糖的 400 倍左右，故可选用。

其二：糖精作为甜味剂可以偶尔食用。但妊娠妇女禁用。

其三：桃、梨、菠萝、杨梅、樱桃等甜味水果，可以适量食用。这些水果含有果胶，果胶能增加胰岛素的分泌，延缓葡萄糖吸收。此外，西瓜的碳水化合物含量较低，也可适量食用。

其四：糖尿病人应该控制糖摄入，但不可能一点糖也不沾，每日食用糖一般限制在 10 克以下。不过，每个糖尿病人的情况不一样，病人自己对其规律应有所摸索，包括每日血糖的最低时刻，这是适量进一些含糖食品的最佳时间。

最易使血糖升高的食物

在我们常见的食物中，下列食物很容易使血糖升高。如：白糖、冰糖、红糖、葡萄糖、麦芽糖、蜂蜜、蜜饯、奶糖、巧克力、水果糖、水果罐头、汽水、果酱、冰淇淋、甜糕点、蛋糕以及各种甜饮料、口服液、果汁等。

容易使血脂升高的食物

血脂升高，是并发心血管疾病的重要原因，对糖尿病人非常不利。因此，糖尿病人不宜吃容易使血脂升高的食物，常见的有猪油、牛油、羊油、黄油、奶油、肥肉以及胆固醇含量丰富的食物。关于胆固醇，糖尿病人应该明白它有两方面作用，首先它是必需的物质，具有重要的生理功能，如组成细胞膜等等；但是摄入多了，就会引起副作用，如诱发冠心病等。一般认为胆固醇的摄入量以每天在 300 毫克以下为宜。

饮酒的危害

有一些糖尿病患者认为，酒是五谷之精华，适量饮酒可以活血通络，御寒，调节精神。对此要具体病人具体分析：如果患者的病情较轻，逢节假日，亲戚朋友相聚，可以适当饮一点酒，最好是啤酒或低度的其他酒；如果病情不稳定，或伴有肝脏或心血管疾病，应禁止饮酒。因为酒有下列危害：

其一：饮酒会增加肝脏负担。我们知道，酒精的解毒主要在肝脏中进行。肝脏功能正常的人，解毒能力强，能把大部分有毒物质进行转化，排出体外。糖尿病人的肝脏解毒能力较差，饮酒势必会加重肝脏的负担而引起损伤。过量饮酒还容易发生高脂血症和代谢紊乱。

其二：糖尿病主要是胰岛素分泌不足所致。饮酒会使胰腺受到刺激而影响其分泌液的成分。

其三：酒本身就是高热量食物，每克酒精能产 7 千卡热量，糖尿病人稍失控制，便可引起病情恶化。

饮食宜淡

饮食口味过重，对人身体不利。传统中医为说明这个道理，曾用"五行"理论解释说：过于多食酸味的东西，因酸味入肝，则会使肝气偏盛，脾气衰弱；过于多食咸味的东西，因咸味入肾，肾主骨，则会引起大骨之气劳倦困惫，肌肉短缩、心气抑郁；过于多食甘味的东西，甘之性缓滞，会使心气喘满，面色黑，肾气不能平衡；过于多食苦味的东西，则脾气不得濡润，消化不良，胃部就要胀满；过于多食辛味的东西，则筋脉败坏而松弛，精神也同时受到损害。因此，注意调和饮食五味，使其不偏不重，便可以骨骼强健，筋脉柔和，气血流畅，皮肤肌理固密，这样身体便健康。正因人们发现淡食有益于身体，所以很早就总结了"淡食最补人"一句摄食格言。对糖尿病人，尤其并发肾病的患者，日常饮食除了应遵循一般的保健要求外，更要注意少饮食钠盐。

饮食宜缓

饮食宜缓，就是饮食时不要暴饮暴食，粗嚼急咽。食物的消化，咀嚼是第一道工序，只有第一道工序加工的好，食物到了胃肠才能更好地被消化吸收。粗嚼急咽式的摄食有两大不益之处。其一：糖尿病人摄入的食物常常是经估算而来，其有效成分应该被充分的吸收利用，但是，咀嚼程度的不同，可以影响其营养成分的吸收。有实验证明，粗嚼者比细嚼者要少吸收蛋白质13％，脂肪12％，纤维素43％，可见细嚼慢咽作用之重要。其二：粗嚼急咽会加重胃和胰腺等脏器的负担，时间一长，容易导致一些疾病的发生。对饮食宜缓问题，古人早有认识，即"饮食缓嚼，有益于人者三：盖细嚼则食之精华，能滋补五脏，一也；脾胃易于消化，二也；不致吞呛噎咳，三也。"这一总结，至今看来仍是非常有道理的，尤其对糖尿病人。

饮食宜暖

糖尿病人的饮食温度要适中，过烫或过寒的饮食都将引起不良反应。按照中医理论，人的脾胃特点之一是喜暖而怕寒，所以生冷的食物不宜多吃。饮食宜暖这一科学的摄食法在我国医学名著《黄帝内经》中早有记载："饮食者，热无灼灼，寒无沧沧，寒温中适，故气将持，乃不致邪僻也。"其意思是说：凡饮食，热的食物切不可温度太高，寒的饮食也不可温度太低，如果我们能吃的温度适中，那么，人体的正气将不会受到损伤，病邪也就不会乘虚而侵犯机体。这样身体也就健康了。

饮食禁忌

糖尿病患者不宜吸烟

烟中有100多种有害物质，其中最主要的是烟碱。吸烟有害健康，对糖尿病患者危害尤为严重。

第一，烟碱可以刺激肾上腺素分泌增加，对抗胰岛素，使血糖升高，糖尿病病情加重。

第二，烟碱可使血管收缩，血压升高，造成心肌供血不足，并发高血压、冠心病、肢端坏疽等并发症，甚至并发心肌梗死、脑梗死等严重并发症，危及生命。

第三，烟碱对中枢神经系统有刺激作用，少量烟碱使中枢神经兴奋，大量烟碱导致中枢神经抑制或麻痹，使人神志模糊。

第四，烟碱使人的呼吸系统的上皮细胞受损，使之发生炎症或癌变。糖尿病患者如果合并上呼吸道感染，往往体质下降，病情加重，甚至危及生命，所以糖尿病患者一定要下决心戒烟。

糖尿病患者饮茶四不宜：

医学专家认为，饮茶对糖尿病人来说是可以的，但应该掌握饮茶原则，总的说来有四宜四不宜。

宜淡不宜浓：浓茶兴奋作用较强，可使心跳加快而感到心慌意乱，焦虑不安，甚至头目眩晕，有"喝醉"的感觉。适当饮些淡茶，可以解毒利尿，清心除烦，健胃消食，润肺生津，化痰止咳，兴奋大脑，提高思维，增强记忆。茶叶中含有的鞣质具有收敛作用，可以防治肠炎、痢疾等疾病。如果茶汁过浓，则可导致大便秘结，这是糖尿病患者的大忌。

宜冷不宜热：茶叶中含有能促进胰岛素合成的物质，还含有能降低血糖的多糖类物质。这些物质在温度高的开水里浸泡即分解破坏，失去治疗作用。要想这类物质能发挥治疗作用，就不能用热开水浸泡，只能用凉开水浸泡2~3小时后再饮用。

宜少不宜多：大量饮茶可以增加体内水分，加重心肾负担；过度兴奋，则会出现血糖升高，尿糖增加。

宜早不宜晚：茶叶中含有的咖啡因可兴奋大脑皮层，早饮可以提神醒脑，提高工作效率，如果喝得过晚，会影响晚上睡眠，造成夜间失眠。对于原来就有失眠症状的糖尿病患者来说，这点尤其应该引起注意。

糖尿病患者不宜多吃西瓜

西瓜有清热解暑、生津止渴的作用，发热伤阴患者的理想药物，又是普通人的解暑食品，甘甜可口，老少皆宜，被医学界称为"天然白虎汤"，用于发高烧、出大汗的患者，颇受群众喜爱。但糖尿病患者却不宜吃西瓜。

糖尿病病人暑天长期吃西瓜，几乎全部病情加重，"三多一少"的症状再次出现，血糖升高，尿糖阳性。如果原来用口服降糖药的患者，长期大量吃西瓜则必须加大用药剂量。如加大剂量后血糖仍未下降到正常，则须改用胰岛素注射。究其原因，可能是虽然西瓜水分多而糖少，但每天吃西瓜仍会使摄糖量增加，内源性胰岛素的不足使其难以被机体利用，于是血糖上升。所以，糖尿病病人尤其是重症者最好不要贪吃西瓜。

食谱举例

苦瓜瘦肉煲

准备材料：猪肉（瘦）100克，苦瓜60克，盐3克，淀粉（玉米）2克，蚝油5克，植物油15克。

制作方法：

猪瘦肉洗净后捣烂如泥，加适量蚝油、淀粉、盐与瘦肉混合均匀。苦瓜洗净后横切成筒状，每块长约5厘米，挖去瓜瓤，填入瘦肉泥，往锅里放油，放苦瓜块炸片刻，即可漏勺捞起，放入瓦锅内，加少量水，用文火焖1小时，瓜烂味香即可。

特点：清热养胃、除烦止渴；糖尿病属热伤胃阴者，症见烦渴多饮，消谷善饥，多食而消瘦，大便秘结，舌红苔薄黄，脉滑数，尤宜于糖尿病合并疖、痈或呼吸系统感染者。苦瓜以色青，质脆嫩为宜，做菜食时，无需减其苦味，以免降低药效，苦瓜与猪肉共煮后，可减少其苦味。

十全大补汤

准备材料：准备材料：鸡肉50克，鸭肉50克，鹅肉25克，墨鱼30克，猪肚25克，猪排骨（大排）100克，猪肘50克，熟地黄1克，肉桂1克，当归1克，甘草1克，小葱25克，八角3克，姜15克，香油10克，大蒜（白皮），花生仁（生）10克，冬笋5克，枣（干）10克，白术1克，茯苓1克，党参1克，黄芪1克，白芍药1克10克，酱油25克，花椒5克，盐6克，味精1克，料酒15克。

制作方法：

鸡肉、鸭肉、鹅肉、猪排骨、猪肚、猪肘子剁成核桃块状，将剁好的各料块同墨鱼肉、冬笋一起放到砂锅内。把党参、花生仁、红枣用纱布包好，再把花椒、八角用纱布包好，其余九种药料也用纱布包好，将三个包都放到砂锅内，加入50毫升清水、葱、姜、蒜、酱油，旺火烧开并将浮沫去掉。加入盐、料酒改用小火炖至熟烂，需要约1.5小时。捞出调料和药料包，将党参、花生仁、红枣拆包后再放回砂锅内搅匀，去净姜、葱、蒜，加放香油、味精，即可。

◎ 特点："十全大补汤"选鲜料加入十味中药，五味小料，五味调料，细火炖制而成，既是一道咸鲜味浓的汤菜，又是一款药膳，富有营养，滋补身体。久食对冠心病、高血压、糖尿病、贫血、气喘、面黄体弱者有一定的疗效。

茯苓豆腐

◎ 准备材料：豆腐（北）500克，茯苓30克，松子仁40克，胡萝卜25克，香菇（鲜）30克，鸡蛋清40克，盐3克，黄酒5克，淀粉（豌豆）5克。

◎ 制作方法：

豆腐挤压除水，切成小方块，胡萝卜、香菇洗净，切成菱形薄片，鸡蛋清打至泡沫状。豆腐块撒上茯苓粉、盐，然后将豆腐摆平，抹上鸡蛋清，摆上香菇、松仁、胡萝卜，入蒸锅内用旺火蒸10分钟取出。清汤、料酒、盐倒入锅内烧开，勾居白汁芡，浇到豆腐上即可。

◎ 特点：此菜具有健脾化湿、防肥减肥、降血糖等功效，适用于中度肥胖症及糖尿病患者，但阳虚肥胖者不宜食用，需配合补阳药膳一起食用方可。